# 화타오금지희도해

## 華佗五禽之戲圖解

곽정헌(郭廷獻) 지음
김성기·박윤선 공역

비전秘傳의 치료 기공

● 기공의 원류 ●
# 화타오금지희도해

(華佗五禽之戲圖解)

곽정헌(郭廷獻) 지음 / 김성기 · 박윤선 공역

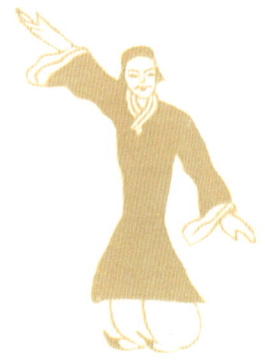

# 회타오 금지희도해

초판 1쇄 발행 · 2001년 5월 27일
재판 4쇄 발행 · 2018년 6월 5일

지은이 · 곽정헌
옮긴이 · 김성기 · 박윤선
펴낸이 · 김동금
펴낸곳 · 우리출판사

등록 · 제9-139호
주소 · 서울시 서대문구 경기대로9길 62
전화 · (02)313-5047 · 5056
팩스 · (02)393-9696
E-mail · woribooks@hanmail.net

ISBN 978-89-7561-266-4  13500
정가 12,000원

* 잘못 제작된 책은 교환해 드립니다.

# 序　文

　　人類師法鳥獸生性活動的健身術,起源於人同獸爭的遠古時代.華佗五禽之戲是東漢神醫華佗,在擷取前人各種健身法的基礎上,將意念,動作,調息,吐納,按摩等零星的健身功法,融合為一的.一套整體導引健身長壽術流傳至今,已將近一千九年百年,受益人數,難以數計.

　　筆者有幸,在鑽研實習斯術的三十餘個寒署過程中,不僅昔日各種疾病次第痊癒而年已八十的體能,反較四十年前為佳.証明華佗五禽之戲確有健身療疾,延年益壽的特殊功效,應該對外推廣濟世

　　大道無私,傳給有緣,韓籍學人,金聖基博士,及夫人朴允先女士,學養豐富,德業兼優,精於中華文化之研究,尤以孔孟儒學為最.於一九九二年四月的因緣聚會中,從余研習華佗五禽之戲導引養生術,在他們虛心受教,不恥下問,細心求證,誠實研習的過程中,以優良成績完成所學,至今已供十年功力,可就教席講師之職,並已列人華佗門為七十九代再傳弟子,負責韓境推廣五禽之戲的任務.

　　為便利韓籍同道研習斯術之計,特同意金君夫婦所請,由朴允先女士,將筆者所著,華佗五禽之戲圖解一書,譯成韓文對外發行希望他們能藉此教學工具同心協力本自康康人的精神,將五禽之戲弘揚於世,以繼華佗祖師行仁濟世之德業是為序

2001. 5. 1<br>華佗門總主持　郭廷獻　序於台北仙跡靜室

# 서 문

　인류가 조수(鳥獸)의 습성과 생활 활동의 건신술(健身術)을 법도로 본받아 살아온 것은 인간이 동물과 부대끼며 살아온 아득한 옛날부터였다. 「화타오금지희」는 동한(東漢)의 신의(神醫) 화타(華佗)가 여러 선인들의 각종 건신법(健身法)을 가려 뽑아온 데다가 의식, 동작, 조식(調息), 토납(吐納), 안마 등 여기저기 흩어져 있던 건강 공법(功法)을 종합하여 하나의 완성된 도인법으로 만든 것이다.
　완벽한 세계를 갖춘 하나의 도인 건강 장수술이 전해져 내려온 지 오늘 벌써 1900여 년이나 되었고, 그 혜택을 받은 사람의 수는 이루 셀 수 없을 정도이다.
　필자는 행운이 있어 이 「오금희」를 깊이 연구하고 수련하던 30여 년의 세월 속에 각종 질병이 점차 완쾌되었을 뿐 아니라 지금은 나이 80이 지난 체력인데도 오히려 40년 전보다 더욱 좋아졌다. 이는 「오금희」가 분명히 병을 치료해 주며 장수 건강의 특수 효과를 갖고 있다는 것을 증명하는 것이므로 반드시 세상에 널리 보급하여 사람들에게 도움이 되도록 해야 하는 것이다.
　큰 도는 사사로움이 없는 법(大道無私), 그 비전(秘傳)의 전수도 인연을 따르는 것이다. 한국의 학인(學人) 김성기 박사와 부인 박윤선 여사는 배움과 교양이 풍부하고, 덕과 학업이 모두 빼어나 동양문화에 대한 연구에 정통하며 공맹(孔孟) 유학을 깊이 연구하였다.

1992년 4월에 만남의 인연을 가진 후 나로부터「오금지희」도인양생술을 배우게 되었다. 그들은 겸허한 마음으로 가르침을 받고 세밀한 마음으로 실증을 하며, 성실하게 묻는 것을 부끄러워하지 않으며 연습하던 중 우수한 성적으로 배운 내용을 완성하였다.

　이제 벌써 10년의 공력이 쌓여 교원의 직위·강사직을 담당할 수 있게 되었고, 화타문에 입도하여 79대 재전제자(再傳弟子)가 되어 오늘날 한국에「오금희」를 널리 보급하는 임무를 전적으로 책임지게 되었다.

　한국의 동지들이 이「오금희」를 수련하는 데 편하도록, 특별히 김군 부부의 은청에 동의하며 필자가 지은《화타오금지희도해》를 한국어판으로 번역하여 발행케 하였다. 한국의 동지들이 이 교재를 바탕으로 한마음으로 협력하고 자신과 남을 동시에 건강하게 하려는 숭고한 정신에 입각하여, 화타 조사(祖師)의 행인제세(行仁濟世)의 덕업을 이어가길 바란다.

2001. 5. 1

타이뻬이 仙跡靜室에서

(故) 화타문 총주지 곽정헌

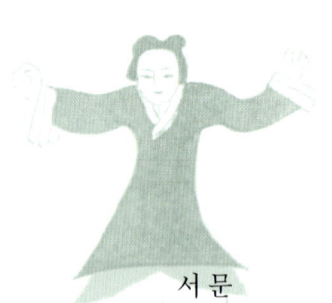

# 차 례

**서 문**

1. 자서(自序) ································································ 22
2. 화타 소개 ································································ 24
3. 오금희의 기원 ························································ 27
4. 오금희에 내포된 뜻 ·············································· 31
5. 오금희의 신체 건강과 병의 치료 기능 ············ 34
6. 오금희 수련시 요점과 주의사항 ························ 38

## 제1절 예비공(預備功)

1. 녹참원조(鹿站遠眺) ·············································· 43
2. 웅부신요(熊俯身腰) ·············································· 46
3. 백원헌과(白猿獻果) ·············································· 46
4. 조전쌍시(鳥展雙翅) ·············································· 49
5. 호송견배(虎鬆肩背) ·············································· 49

## 제2절 단봉조양(丹鳳朝陽)

甲. 정조양(正朝陽): 정면으로 태양을 향한다

1. 원비정거(猿臂正擧) ·············································· 51
2. 백학장흉(白鶴張胸) ·············································· 53
3. 호송견배(虎鬆肩背) ·············································· 54
4. 웅반족첨(熊攀足尖) ·············································· 54
5. 녹운척미(鹿運脊尾) ·············································· 56

乙. 우조양(右朝陽): 오른쪽으로 태양을 향한다

  1. 원비우거(猿臂右擧) ························· 59
  2. 우호박식(右虎撲式) ························· 61
  3. 학전좌시(鶴展左翅) ························· 61
  4. 좌운웅경(左運熊經) ························· 63
  5. 우유녹경(右揉鹿頸) ························· 66
  6. 학전우시(鶴展右翅) ························· 67
  7. 박협강간(拍脇强肝) ························· 69

## 제3절 금계부단(金雞孵蛋)

  1. 호거침좌(虎踞沈坐) ························· 70
  2. 원서우비(猿舒右臂) ························· 72
  3. 원서좌비(猿舒左臂) ························· 74
  4. 웅준우포(熊蹲右抱) ························· 74
  5. 원서좌비(猿舒左臂) ························· 76
  6. 금계독립(金鷄獨立) ························· 78
  7. 학선우시(鶴搧右翅) ························· 78
  8. 우선녹분(右旋鹿奔) ························· 80
  9. 노호수산(怒虎搜山) ························· 80
  10. 원서우비(猿舒右臂) ························ 83
  11. 웅준좌포(熊蹲左抱) ························ 85
  12. 백학포흉(白鶴抱胸) ························ 85
  13. 영원적과(靈猿摘果) ························ 86

## 제4절 대붕전시(大鵬展翅)

1. 호선우좌(虎旋右坐) ········· 87
2. 원섬좌반(猿閃左盤) ········· 89
3. 금계독립(金鷄獨立) ········· 90
4. 영원지일(靈猿指日) ········· 92
5. 녹앙회고(鹿仰回顧) ········· 93
6. 웅운요과(熊運腰胯) ········· 94
7. 금계독립(金鷄獨立) ········· 97
8. 서우망월(犀牛望月):우(右) ········· 98
9. 서우망월(犀牛望月):좌(左) ········· 101
10. 백학포단(白鶴抱丹) ········· 101
11. 원리삼초(猿理三焦) ········· 104
12. 웅연장부(熊蠕臟腑) ········· 105
13. 맹호하산(猛虎下山) ········· 105
14. 녹인우반(鹿引右盤) ········· 107
15. 백학요보(白鶴拗步) ········· 109
16. 웅고호거(熊靠虎踞) ········· 110

## 제5절 공작개병(孔雀開屛)

1. 원비반신(猿臂反伸):우(右) ········· 112
2. 웅운견과(熊運肩胯) ········· 114
3. 호장조박(虎掌抓撲) ········· 117
4. 백학장흉(白鶴張胸) ········· 119

5. 치안고반(鴟眼顧盼) ········· 120
6. 백망번신(白蟒翻身) ········· 122
7. 흑웅도반(黑熊倒攀) ········· 123
8. 원비반신(猿臂反伸) : 좌(左) ········· 125
9. 영원적과(靈猿摘果) ········· 126

### 제6절 희작등지(喜鵲登枝)

1. 호박녹분(虎撲鹿奔) ········· 128
2. 우학독립(右鶴獨立) ········· 131
3. 녹저등제(鹿骶蹬蹄) : 좌(左) ········· 132
4. 웅좌반좌(熊左盤坐) ········· 134
5. 좌학독립(左鶴獨立) ········· 135
6. 녹저등제(鹿骶蹬蹄) : 우(右) ········· 136
7. 원우타호(猿右打虎) ········· 137
8. 웅좌항고(熊左抗靠) ········· 139
9. 요보조신(拗步鳥伸) ········· 140
10. 호박반추(虎撲反搥) ········· 141
11. 녹선좌반(鹿旋左盤) ········· 143
12. 웅우항고(熊右抗靠) ········· 144
13. 웅좌항고(熊左抗靠) ········· 147
14. 원섬녹인(猿閃鹿引) ········· 150
15. 우전호좌(右轉虎坐) ········· 153
16. 전후호장(前後虎掌) ········· 154

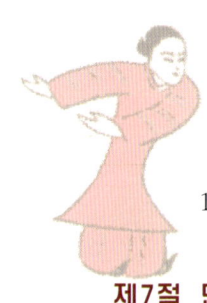

17. 백학비상(白鶴飛翔) ······ 156

### 제7절 단봉조양(丹鳳朝陽)

1. 원비좌거(猿臂左擧) ······ 158
2. 호조하좌(虎抓下坐) ······ 158
3. 학전우시(鶴展右翅) ······ 161
4. 우운웅경(右運熊經) ······ 163
5. 좌유녹경(左揉鹿頸) ······ 164
6. 원비좌거(猿臂左擧) ······ 166
7. 호조하좌(虎抓下坐) ······ 167
8. 원비우거(猿臂右擧) ······ 168
9. 전신수세(轉身收勢) ······ 169

### 제8절 수공(收功)

1. 선유녹경(旋揉鹿頸) ······ 171
2. 웅황치고(熊晃鴟顧) ······ 173
3. 선호배월(仙狐拜月) ······ 175

후 기 ······ 180
화타 오금희 한국본부 ······ 182

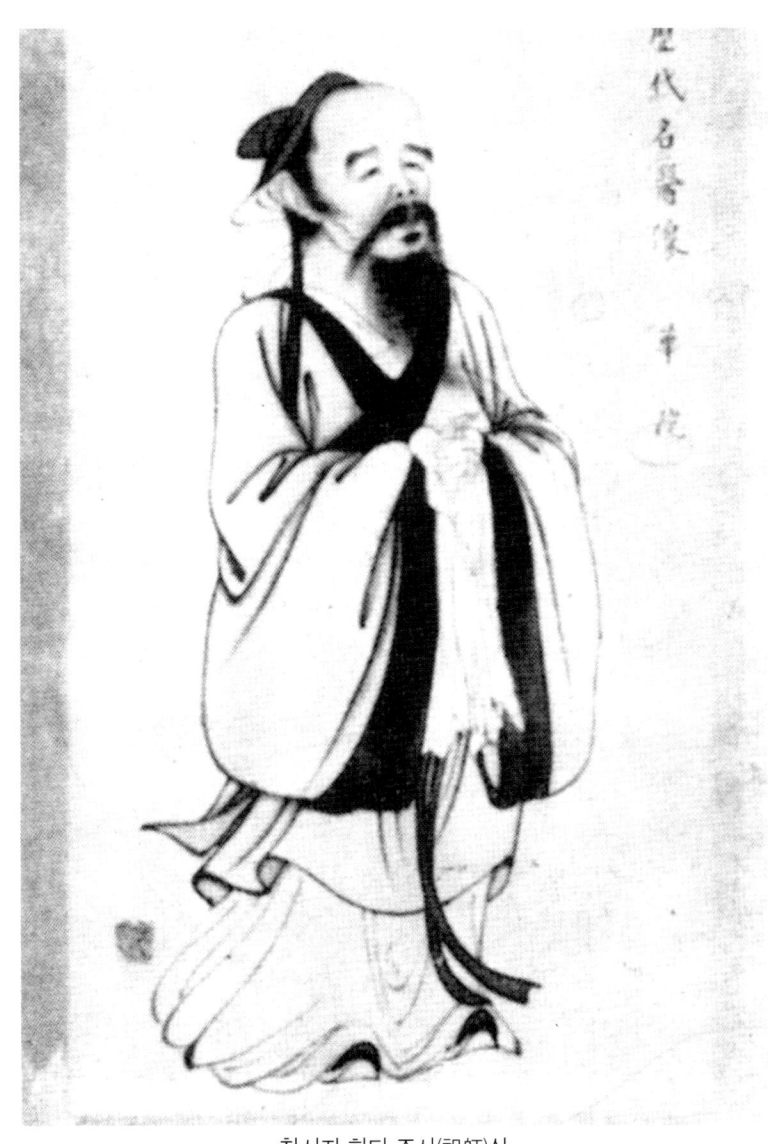

창시자 화타 조사(祖師)상

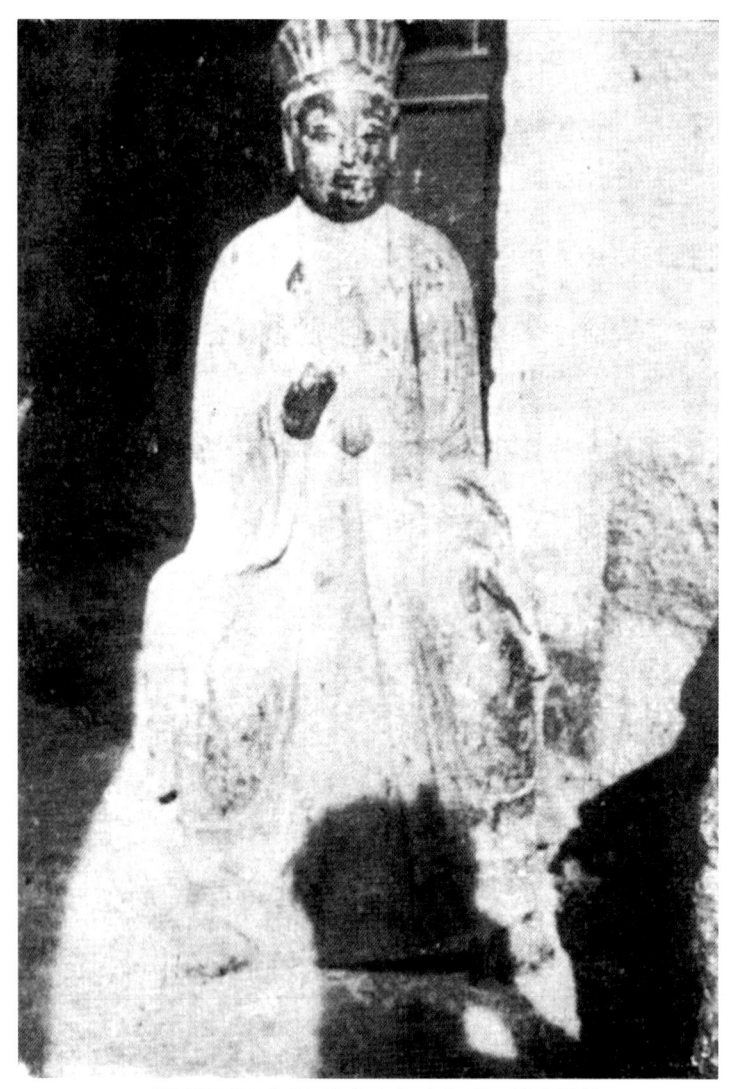

서주화장(徐州華莊) 화타 사당 안에 있는 화타 동상

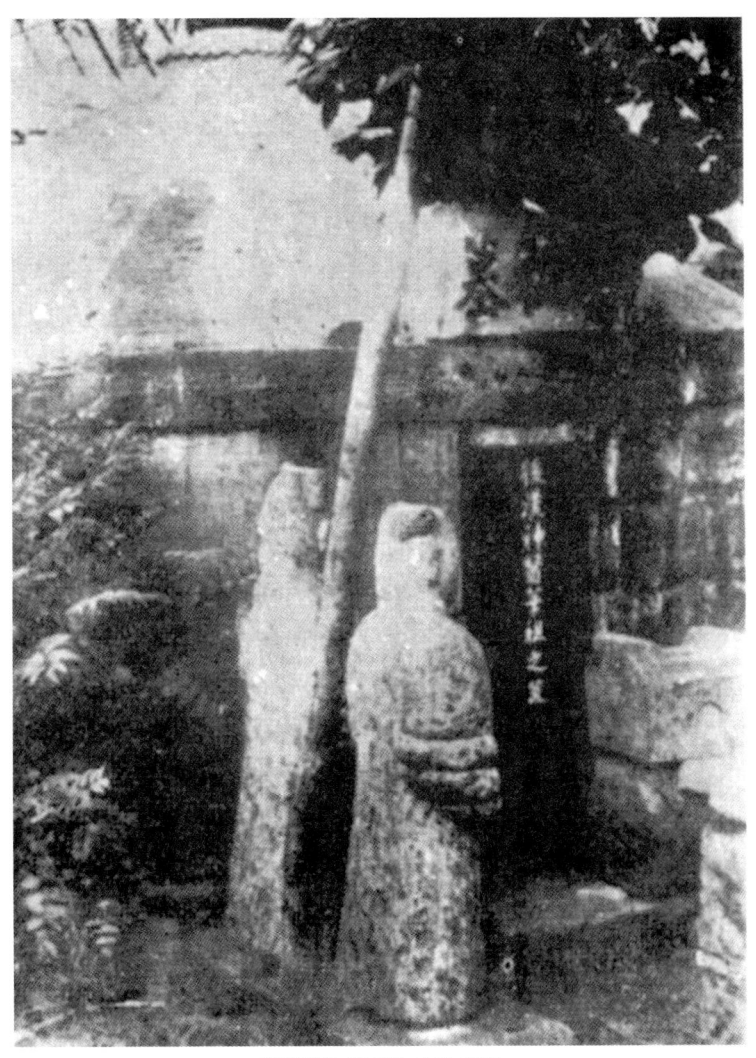

서주화장 화타묘 앞의 석비.
위에 「後漢神醫華祖之墓」라고 쓰여 있다. 묘지 앞에 석상 등이 있다.

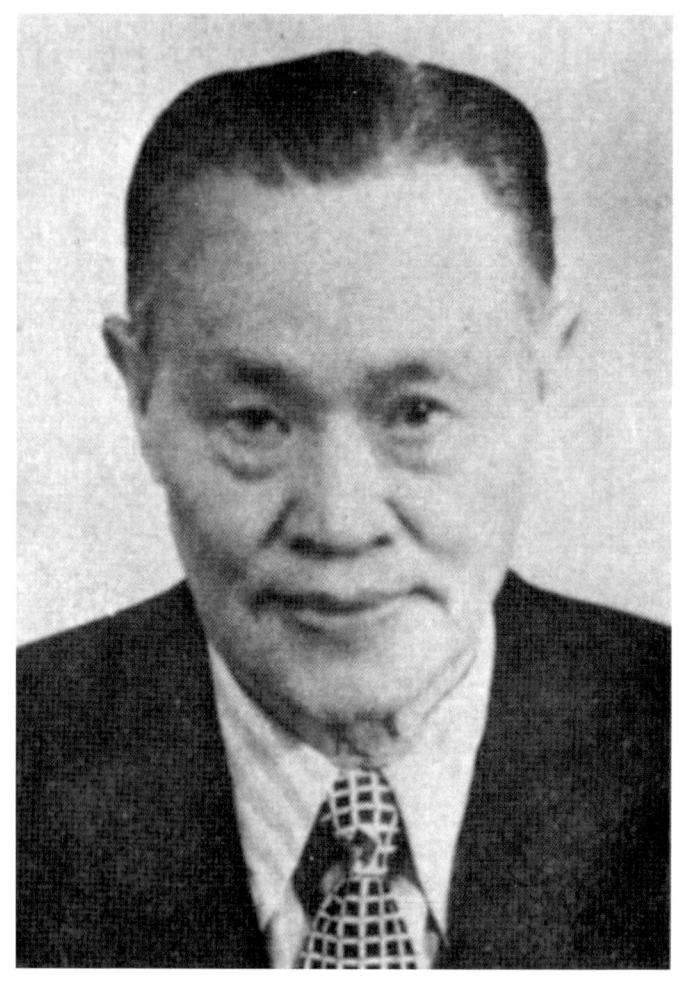

77代 장경영(張鏡影) 스승님의 유상

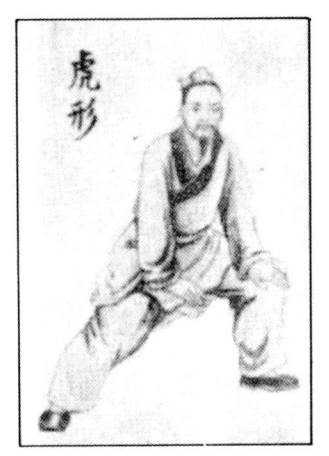
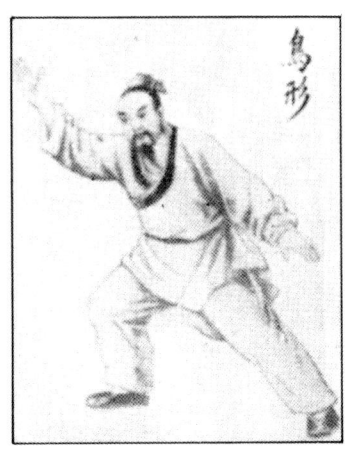
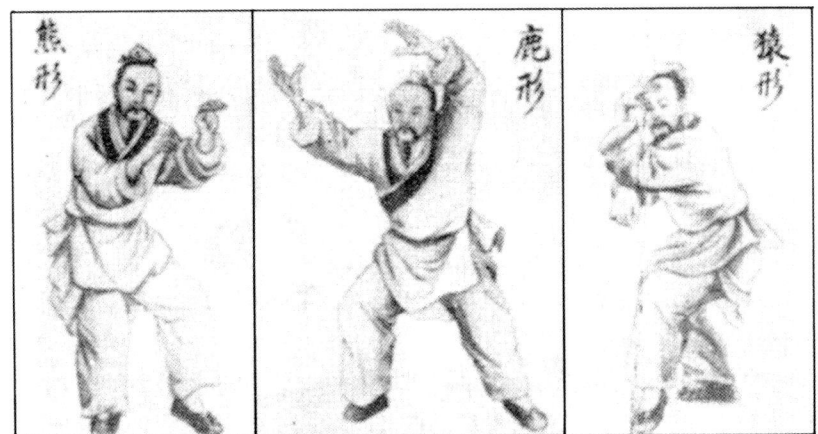

화타가 창시한 「오금지희」의 다섯 가지 자세

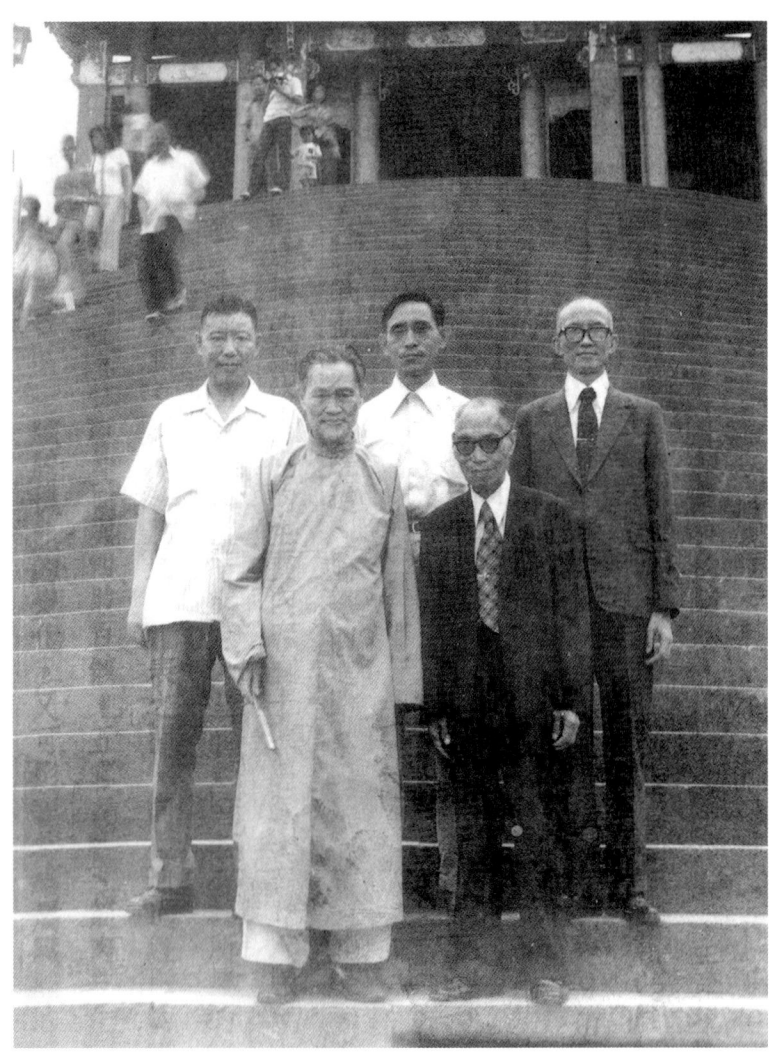

장경영 스승과 제자들이 함께 찍은 사진

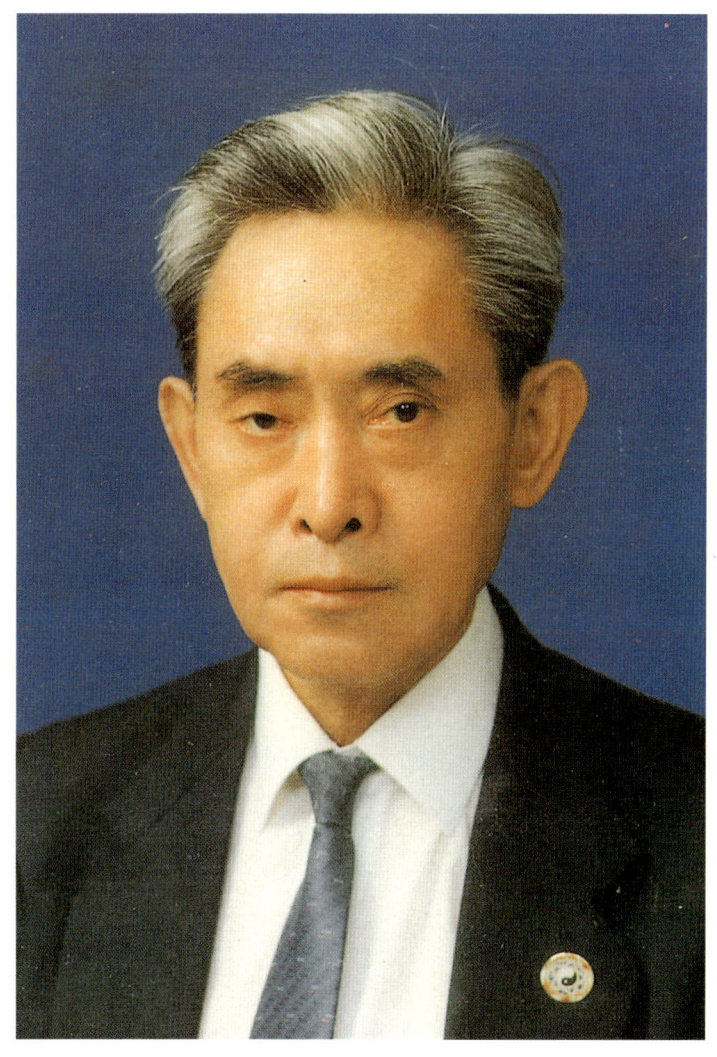

78대 고(故) 곽정헌 선생

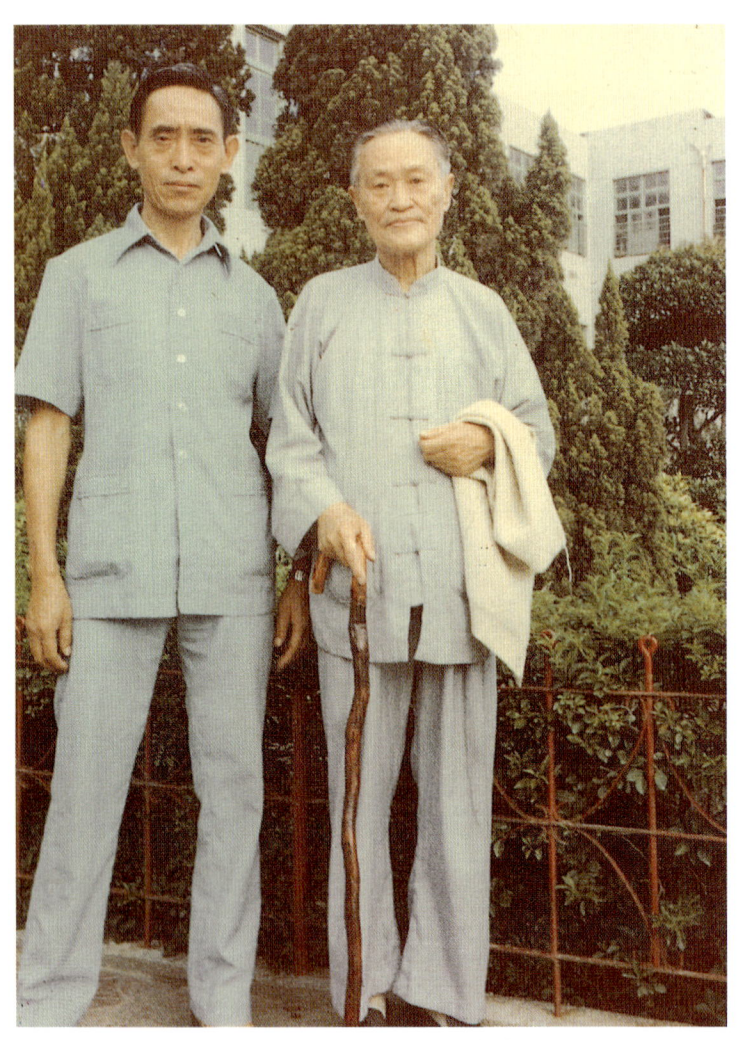

작가와 스승이 함께 찍은 사진

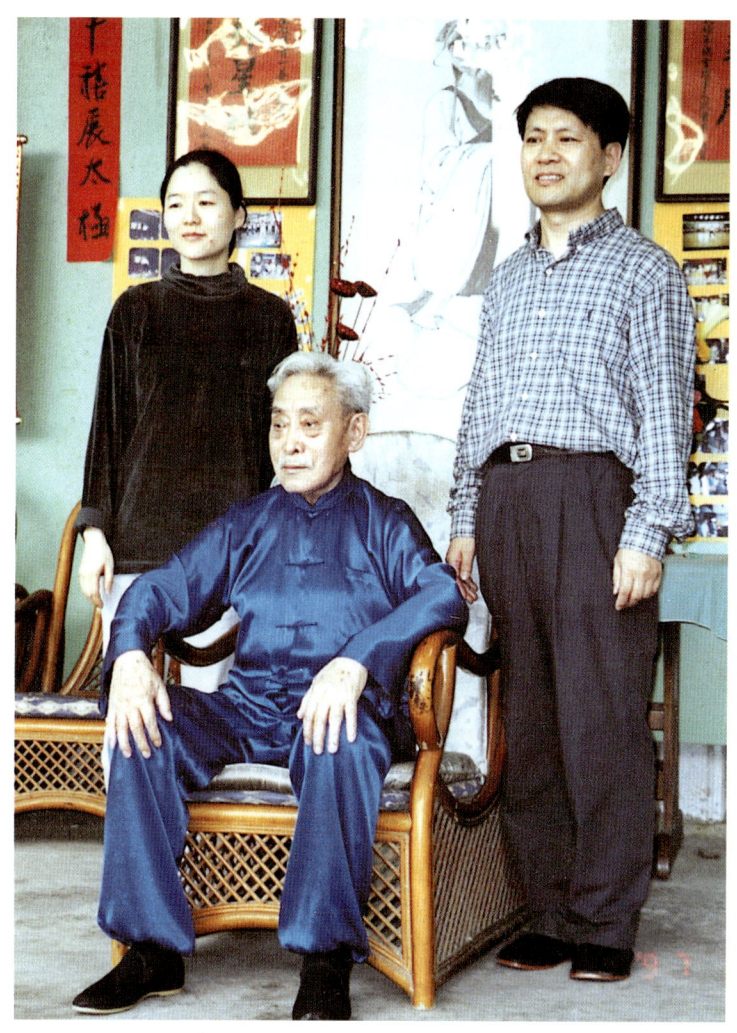

79代 입문(入門) 의식을 마친 후 스승 곽정헌 사부와
전수 제자 박윤선, 김성기 교수가 함께 찍은 사진

# 1. 자 서 (自序)

지난날 풍찬노숙과 분주한 전쟁터를 전전하는 등 온갖 고초를 겪으면서 얻은 각종 병마가 나이가 들면서 하나하나 병으로 나타나게 되었다. 폐결핵, 위궤양, 관절염, 총상 등이 전부 증상으로 드러난 것이다.

이 때문에 심한 토혈, 체력 저하, 무력감, 거동 불편으로 고생을 하며 약을 먹고 침을 맞고 수술을 하는 등 힘든 치료 방법을 모두 동원해 보았지만 겨우 목숨만 부지하며 살아갈 뿐이었다. 그러나 다행스럽게도 은사인 웅양화(熊養和) 사부님의 태극권을 전수받게 되어서, 30여 년부터 자가 치료의 체력 단련을 시작했다.

건강이 조금 호전되었을 때 다시 스승인 장경영(張鏡影)을 모시고 전문 건강 치료기공인 고대 도인술 「화타오금지희」를 전수받게 되어 질병 치료에 더 큰 효과를 보게 되었다. 10여 년의 힘겨운 연마와 수련을 거치면서 온갖 병이 점차 완치되었을 뿐 아니라 태극권의 원리에 대해서도 깊은 깨달음의 경지에 이르게 되었다. 지금의 체력은 장년기보다 오히려 강건한 편이다.

「오금희」는 병을 치료하고 몸을 건강하게 하는 데 좋은 처방일 뿐 아니라 모든 무예의 원류이며 기본 수련법이란 것을 깊이 깨닫고 있다. 또 태극권과는 일맥상통하여 통하는 바가 있으니 소중히 잘 보존하고 널리 보급하여 세상을 구제하는 데 힘을 쏟아야 할 것이다.

두 분의 스승은 이미 세상을 떠나셨다. 태극권 수련에 관해서는 이미 웅(熊) 사부의 여러 전문 저서가 있으니 교본으로 삼을 수 있지만, 「오금희」는 아직 교재가 없어 참고할 만한 자료가 없는 실정이므로 매번 배우는 사람들에게 고충이었다.

여러 동학들의 여러 차례 요청과 격려에 힘입어 지난날 스승이 직접 입으로 전수해 준 「오금희」의 요점들을 상세히 정리하여 사진으로 붙여 책을 펴내어 처음 배우는 사람들에게 참고토록 하고, 두 스승의 은혜에 보답하고 하늘에 계신 두 분의 영혼을 위로하고자 한다. 다만 내가 박학비천하고 능력이 모자라 잘못된 곳과 와전된 곳도 없지 않을 것으로 생각된다. 이에 이 계통의 여러 선배들의 질정과 가르침을 간절히 바라고 양해를 구한다.

경오(庚午) 여름
타이뻬이 仙跡小築에서
치중(治中) 곽 정 헌

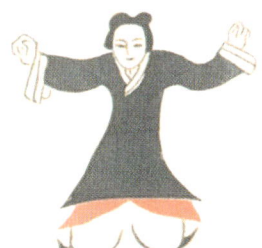

## 2. 화타 소개

 화타는 자(字)를 원화(元化), 혹은 일명 보방(甫方)이라고 하며 패국 초(현재의 안휘성 초현) 사람이다. 화타는 후한 시대의 뛰어난 의학 대가이다. 젊은 시절부터 학문을 깊이 연구하였고 각종 경서에 정통하였다.
 특히 의술과 양생학에 대하여 많은 연구를 하였다. 그가 서주에 유학할 때 유명한 의사를 만나 해박한 의학 지식을 전수받았고, 그로 인해 그의 의술은 아주 정묘하고 심오하였으며, 후한 시대에 살려낸 사람만도 무수하여 '후한의 신의(神醫)'로 불렸다.
 후한 시대에 나온 《삼국지》 두 책에는 모두 화타의 열전이 있고 그의 많은 사적을 기술해 놓았다. 그는 의학 방면에서 아주 큰 공헌을 하였는데, 그 하나는 술을 이용하여 사람을 마취시키는 기술을 발명하여 해부로 수술할 때 환자의 고통을 면하게 해주고, 칼로 베는 수술을 통하여 환자 복부의 환부 조직을 제거하여 매우 빨리 건강을 회복하도록 한 것이다.

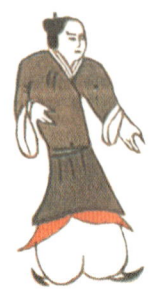

 둘째는 '흘러가는 물은 썩지 않고, 구르는 돌에는 이끼가 끼이지 않는다'는 이념을 바탕으로 「오금희」를 발명하여 인간의 신체와 영혼을 단련하고 질병을 치료하는 체육 운동의 인체 생리와 병리 그리고 의학 이론을 결합시킨 것이다.

그러므로 그는 마취의와 외과의 의술의 비조 (鼻祖)일 뿐 아니라, 현대 의료 체육 운동의 최초 창도자이기도 하다.

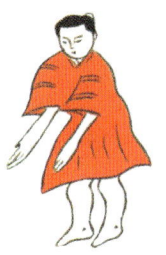

화타는 정묘하고 심오한 의술과 양생술을 구비하였을 뿐만 아니라, 또한 명예를 구하지 않고 권력과 세력을 두려워하지 않는 고상한 품격을 소유하였다.

패국의 재상 진규와 태위 황완이 일찍이 여러 번 그에게 출사하여 관직을 맡기를 권했지만 모두 거절당하였다. 그는 다만 인을 행하고 구제하는 행인 평민 의사 생활을 원한 것이다.

또 진대 조조를 모시는 시의로 임명되는 것을 거절하는 바람에 해를 당했다. 위지《무문옥공전》에 '건안12년, 화타는 조조에 의해 살해되었고 당시 나이 97세였다.'라고 기록된 것을 바탕으로 본다면 그는 동한(東漢) 안제(安帝) 영초(永初) 4년에 태어났다(즉, 기원후 110년).

화타는 비록 살해되었으나 그의 의술, 처약방 및 「오금희」 양생술은 그의 제자 광릉의 오보(吳普)와 팽성의 번아(樊阿) 두 사람에 의해 전해졌다. 그가 의료 행위를 하고 사람을 구한 사적은 지금까지도 민간에서 전해 내려오고 있다.

후세 사람들이 그를 기념하기 위하여 그의 고향과 서주 일대에 건립한 화타 묘, 화타 동상 등은 비록 1900여 년이라는 긴 역사가 흘렀지만 아직까지 존재하고 있어 사람들의 숭배와 제사를 받고 있다. 세상을 구제하고 사람을 구하려는 화타의 정신은 영원불멸할 것이다.

## 3. 오금희의 기원

「오금희」는 고대의 도인(導引: 도가의 양생술) 토납술(吐納術)에서 기원하며 체력 증진, 질병 치료 수명 연장의 스포츠로 중국 의학 유산 가운데 양생학의 일부분이다.

《여씨춘추》와 《노사(路史)》에 기록된 바에 따르면, '음강씨(陰康氏) 때에 강둑이 무너져 물이 잘 흐르지 않고 강물은 순리대로 흐르지 않아 나쁜 물만 쌓이게 되어 그 물을 마신 사람들은 피부가 나빠지고 다리에 질병이 생겼다. 그래서 사람들은 관절을 이용하여 춤으로 질병을 고치고 다른 사람에게도 춤으로 병을 고치도록 하였다. 이를 대무(大舞)라 한다.'고 기록돼 있다. 이것이 바로 양생술의 초기 형태로써 신체의 움직임으로 질병을 치료하는 것이다.

황제 건국 시기에 이르면 양생술은 단순한 신체의 움직임에서 진일보하여 '안마', '행기(行氣)', '맑음을 들이마시기', '탁함을 내뱉기' 등의 수련법이 늘어났다. 《내경의전》 가운데 「영추(靈樞)」, 「소문(素問)」 두 편에는 '신체의 한 부분이 위축되어 기능을 상실하는 질병, 인사불성 등의 질병은 양생술로 치료하는 것이 적당하다.'라는 말이 있다.

요임금의 군신이었던 전갱(錢鏗)은 세칭 '팽조'라고도 하는데 도인술을 습득하였다고 한다. 팽조는 안으로는 호흡을 조절하고 더러운 것을 내뱉고 신선한 것을 받아들여 오장육부를 강화시키고 바깥

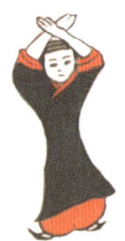
으로는 곰과 새의 모양을 본뜨고, 구부리고 엎드리고 열고 닫는 동작을 통해서 근골을 부드럽게 해 주어 800살까지 살았다고 한다.

《장자(莊子)》「각의(刻意)」편에도 '호흡을 하고 탁기를 내뱉고 새 공기를 들이쉬며 새와 곰의 흉내를 내는 것은 장수를 위한 것이요, 이를 양생술이라고 하는데 팽조와 같은 장수자들이 좋아한 것이다.' 란 기록이 있다.

1970년대에 마왕퇴(馬王堆) 삼호 한묘(漢墓)에서 출토된 '도인도(導引圖)' 에는 원호(猿虎)·웅경(熊經)·용등(龍登)·요배(鷂背) 등 동물의 형상을 본뜬 것이 있었는데 그것으로 도인도 옆에 붙이는 글귀나 표제로 삼았다. 이를 볼 때 선조들이 자연의 갖가지 짐승들의 생활 특징과 움직임의 특징을 모방하여 건강을 증진한 양생 수련법이 서한 이전 춘추전국 시대에 이미 크게 유행하고 있었음을 알 수 있다.

한나라 말기의 명의였던 화타는 도인(導引) 요법을 매우 중시하여 도인(導引)에 대한 선조들의 연구와 실천을 토대로 흩어져 있던 과거의 방대한 각종 도인술을 체계적으로 정리하여 정(靜)과 동(動)이 어우러진 종합적인 도인 공법인 「오금희」를 탄생시켰다.

《후한서》의 「본전」에는 '광릉오보(廣陵吳普), 팽성번아(彭城樊

阿)는 모두 화타에게 배웠는데, 화타가 보(普)에게 말하길, "인체는 움직여야 하지만 그것이 지나치면 안 된다. 몸을 움직이면 피가 흐르게 되어 질병이 생기지 않는다. 비유하자면 흐르는 물은 썩지 않는 것과 같다. 그래서 옛날 선인(仙人)들은 양생술을 하였다. 곰이 몸통을 움직이듯, 솔개가 돌아보듯 하여 허리와 몸통을 일으키고 굽혀서 여러 관절을 움직여 노화를 방지하였다. 나도 양생술 하나가 있는데 오금지희라 한다. 모두 질병을 치유하니 도인(導引)에 해당된다." 했다'고 되어 있다.

「오금희」는 선조들의 도인술의 특징들을 집약해 놓았을 뿐 아니라 간편하고 쉽게 할 수 있어 후대 의학과 보건에도 많은 영향을 미치고 있다. 또 역사적으로 변하고 발전하면서 많은 분파가 생겨났는데, 어떤 것은 동작에서 시작하여 신체 단련을 위주로 하는 외공(外功)이 있고, 어떤 것은 정공(靜功)에서 시작하여 내기(內氣) 단련을 위주로 하는 내공(內功)이 있다.

이 밖에도 격투기를 목적으로 하는 것도 있고, 양생과 보건을 목적으로 하는 것도 있어 여러 가지 이름으로 내공, 기공, 단공 등의 신체 단련 방법과 무술 권법들이 등장했다. 예를 들자면 태극권, 팔단금(八段錦), 형의권(形意拳) 등인데,

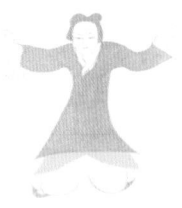

자세 동작이나 내포한 특징들을 봤을 때 모두 「오금희」와 관련이 있다. 따라서 「오금희」는 이런 권법들의 원류에 해당하는 형태라 해도 과언이 아닐 것이다.

화타가 창시한 「오금희」는 고대 각종 도인(導引) 공법의 특징들을 종합하여 내용이 완전하고 수련법이 간단하다. 그러므로 대중화된 체력 증진 운동이며 의학 스포츠의 일종이라고 할 수 있을 것이다. 1900여 년간의 실행을 통하여 알 수 있듯이, 그것은 건강 증진에 특히 좋은 효과를 가져다 줄 뿐 아니라, 모든 권법의 기본이 되는 것이다. 따라서 우리는 「오금희」의 완전한 체계를 보전하여 건강하고 행복한 사회를 만들기 위해 세상 사람들에게 널리 알려야 할 것이다.

# 4. 오금희에 내포된 뜻

「오금희」는 자연계의 각종 조수(鳥獸)의 운동 형태 및 천성적 특징을 모방하여 심신 보건 및 질병 예방을 위하여 만든 도인술이다.

오행(五行) 이론의 분류에 의하면, **호랑이**는 속성이 거칠어 금(金)의 속성에 속하고 폐의 단련을 주로 한다. 폐는 백(魄)을 맡아서 저장한다. 이는 용맹한 호랑이가 위엄을 떨치며 눈빛이 형형하고, 머리를 흔들고 꼬리를 휘두르며 짐승을 내리쳐서 잡아내는 자태를 본따서 만든 수련법이다. 이는 인체와 혼백의 기량을 증강시키고 폐와 장부를 강화시켜 준다.

**곰**은 목(木)의 성질에 속하고 간을 단련하는 데 주를 두고 있다. 간은 혼(魂)을 맡아서 저장한다. 곰의 둔중하고 무게 있게 걷는 모습과 요동하고 기대어서 버티는 듯한 모습과 기와 근력의 완전한 자태를 모방한 수련법이다. 이는 내장 기관의 전체 기능을 증가시킨다.

**사슴**은 수(水)의 성질에 속하고 신장을 연마하는 데 주를 두고 있다. 신은 지(志)를 맡아서 저장한다. 사슴은 그 자태가 매우 상서롭고 편안하며, 몸체가 편안하고 부드러우며, 머리를 앞으로 내밀고 멀리 바라다보고 목을 빼서 위를 쳐다보고 목을 휘게 하기도 하며, 몸을 활처럼 휘게 하기도 하고 발로 차기도 하는데 이런 자태를 모방하여 만든 연공법이다. 신장을 튼튼하게 하고 근육을 강하게 하여 관절을 유연하게 해 준다.

**새**의 성질은 화(火)에 속한다. 심을 연마하는 데 주로 하고, 심은 신(神)을 저장한다. 조류가 하늘을 비상하고, 유연하게 자유자재로 날아다니면서 날개를 활짝 펴서 드높이 빼어난 자태를 본따서 만든 수련법이다. 이는 경락을 소통해 주고, 기혈을 조화롭게 한다.

　**원숭이**는 토(土)의 성질에 속하고, 비(脾)의 연마를 주로 한다. 비는 의(意)를 저장한다. 원숭이의 잘 움직이고 몸을 재빨리 비키며 몸을 훌쩍 날려 뛰고 나무를 타오르는 형상과 과일을 따고 바치는 자태 등을 모방한 기공 수련법이다. 이는 의식이 영민하고 몸은 가벼워지며 반응이 영리해지게 한다.

　《예기》「정의(正義)」편에서 "두 발이 달리고 깃이 달린 것을 금(禽)이라 하고, 네 발이 달리고 털이 난 것을 수(獸)라 한다. 조는 수(獸)라고 말할 수 없으나 수(獸)는 금(禽)이라 할 수 있다."고 하였다.

　《노사》「백호통」편에도 "금(禽)은 조수의 총칭이라 한다."라 말하였다. 그리하여 「오금희」는 각종의 날짐승과 걸어다니는 짐승들의 운동 특성을 함께 포괄적으로 나타내는 것이지 단순히 날짐승만을 가리켜 말하는 것은 아니다. 또한 '5'라는 숫자는 하늘의 수(數) 중에서 생수(生數)의 극이고, 역학에서는 중오입극(中五立極)이라 하였는데, 이는 우주만상의 운행에 조화와 균형을 상징하는 깊은 뜻이 있음을 내포하고 있다. 그러므로「오금희」의 신체 건강에 대한 단련은 전면적이고 총체적인 것이다.

구부리거나 몸을 올리고, 돌아서서 유동하는 자세의 모든 동작들은 심정(鳥性), 신체를 편안하게 힘을 빼는 것(鹿性), 신(神)을 모이게 하는 것(虎性), 기가 조화로운 것(熊性), 의가 영활해지는 것(猿性)의 요점을 내포하고 있다. 이는 전신의 경락과 장부와 온몸이 모두 동시에 균형 있는 발전을 하여 치우침이 없게 하는 것이다.

만약 외형적인 명칭만 생각하여 호(虎)·웅(熊)·원(猿)·조(鳥)·녹(鹿) 등으로 나누어진 단일 운동으로 한다면「오금희」의 총체적 기능과 효과를 잃게 되고 말 것이다.

결론적으로 말하자면,「오금희」는 중국 의학 이론에서 말하는 오행의 법칙이 들어 있다. 자연계의 각종 조수의 생활 습성과 운동 특징을 잘 살펴서 귀납적으로 분류하고 새로 한 체계를 이루어 인체의 오장육부 조직과 기능을 단련하는 수련법으로 만든 것이다. 그 구성과 내용은 자연에서 취하여 왔다. 자세와 동작은 자연과 잘 어울리는 것이므로 수련시에도 자연스러움에 기본을 두어야 한다. 그러므로 이름을「오금지공(五禽之功)」이라고 하지 않고「오금지희(五禽之戲)라 하는 것이다.

## 5. 오금희의 신체 건강과 병의 치료 기능

1. 신경계통을 강화하여 감각과 오관의 기능을 증진시킨다.

　인체의 활동은 대뇌피질 신경세포 흥분과 억제·조절에 의해 이루어진다. 그러나 동작 변화의 조정과 평형은 전부 중추신경 계통의 지휘에 의존한다. 따라서「오금희」를 수련할 때에는 마음을 안정되게 하고 의식을 집중하며 정신을 한 곳에 모아서 수련해야 한다.
　즉, 대뇌가 다른 잡념의 방해를 배제하여 오로지 전신기관 기능 계통의 변화를 지휘하는 데 집중하도록 하는 것을 뜻한다. 그래서 신경계통이 자기 의식의 통제를 받는 능력을 향상시켜 각 기관(器官)의 동작이 바뀌는 정보를 신속 정확하게 전달·접수할 수 있게 되고, 각 기관과 근육의 수축과 확장의 교체 전환 능력을 증가시키게 된다.

2. 복식 호흡을 취하여서 오래된 것은 토해내고 새로운 것을 받아들이는 기능을 확대한다.

　「오금희」를 수련할 때는 전신의 힘을 빼고 몸을 위로 일으키고 상체를 아래로 구부리며, 가슴을 쭉 펴고 팔을 펴는 등의 동작을 하는 과정에서 전신의 폐쇄된 모세혈관을 적절하게 개방하여 체내세포

교환 활동에서 생기는 내기가 체내의 탁기를 배출하고 대량의 신선한 공기를 흡입하는 효능을 얻게 된다. 체내의 신선한 공기가 많아지고 탁기가 감소하게 됨으로써 세포가 활발하게 활동하여 손상된 세포를 신속하게 회복하게 되며, 모든 신체의 건강도 곧바로 개선하게 된다. 심장병과 심장통의 증상도 점점 감소하게 되고 얼굴색도 홍조를 띠고 윤기가 흘러 광택이 나게 된다.

## 3. 내분비 기능을 강화하고 성호르몬 분비를 촉진한다.

내분비선이 생산하는 호르몬은 인체 각 기관의 성장 발육을 촉진하는 중요한 요소이다. 내분비선의 기능이 저하되면 호르몬 분비가 문란해져 곧바로 인체에 각종 질병이 생기게 되고 인체의 노화를 가속화시키는데, 그 중에서도 성호르몬의 작용은 더욱 중요하다.

일반적으로 성불구나 조루증, 발기불능, 비만, 군살, 암 종양 등을 앓는 사람들은 대부분 성호르몬 분비의 감소 혹은 실조에 의해 초래되는 것이다. 「오금희」를 통해 단전(小腹)을 압박한다거나, 몸을 활처럼 구부려 일으키는 것, 좌우로 어깨를 돌려주는 것, 몸을 웅크리고 무릎을 안아주는 등의 동작들은 성호르몬 분비 조절에 있어서 중요한 작용을 한다.

4. 경락을 원활하게 소통시키고, 사기를 물리치고 바른 기운을 북돋운다.

인체의 기혈과 경락이 어느 한 부분이라도 소통되지 않고 막히게 되면 반드시 병이 생긴다. 여자들의 생리통 역시 경혈의 유통이 순조롭지 못해서 초래된 것이다.

「오금희」를 수련하는 데는 전신을 자연스레 힘을 빼고 신체를 부드럽고 활형을 이루는 동작을 하는 중에 각 관절과 경락이 모두 활발하게 되어 기혈 경락의 소통을 증강시켜서 내장을 정돈하게 되고 원기를 증강시킨다. 또 선천적 기운을 정돈하고 어혈을 풀어 혈액 순환이 잘 되어 사기를 물리치고 정기를 돋우며, 영원히 건강을 보전하는 목적을 달성하게 된다.

5. 장과 위를 꿈틀거리게 하고, 소화 · 비뇨 기관의 효능을 강화한다.

위장 기능이 좋으냐 나쁘냐 하는 것이 신체 건강에 미치는 영향은 매우 크다. 만약 소화불량에 걸리면 복부 위장 팽만감이나 변비를 초래하고 설사 등의 병통이 나타난다. 또 비장과 위장의 허약은 노쇠

현상을 일으키는 중요한 요인이 되기도 한다.

「오금희」의 금계부단(金鷄孵蛋: 제3장 참조) 수련법은 위장의 자극과 세정 작용에 매우 훌륭한 작용을 하며 장위(腸胃)의 흡수 기능을 증진시키고 대소변의 소통을 촉진하고, 치질과 장암, 종양 등의 발생을 예방한다.

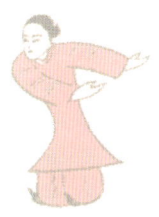

## 6. 오금희 수련시 요점과 주의사항

1. 수련 과정 중에는 몸을 굽히거나, 펴거나, 구부리거나, 우러러 쳐다보거나, 비틀어 돌린다든지 내리 누른다든지 하는 동작에 따라 호흡을 이끌어 가야 한다. 주로 코를 사용하고 무리하게 동작에 맞추려고 해서는 안 된다.

호흡 계통이 자연스럽게 운행되고 있는 자연 호흡의 흐름을 혼란시켜서 기가 막혀 답답해진다거나 기가 짧아지거나 긴장하게 되는 현상을 피해야 한다. 어깨와 팔을 돌리는 동작은 스스로 부드럽고 알맞다는 생각이 들 정도가 적당하지 힘을 너무 써서 지나치게 격렬해서는 안 된다.

2. 전신의 근육은 부드럽고 가벼운 상태로 두어야지 뻣뻣하거나 지나치게 연약하여 무기력해서는 안 된다. 동작이 바뀔 때는 허(虛)와 실(實)이 분명하고 자연스럽게 연결되어야 하며, 중간에 멈추는 것을 적극 삼가야 한다.

몸의 자세가 아래로 웅크리고 앉을 때에는 양쪽 허벅지 근부(根部)를 안쪽으로 닿게 하여 아랫배가 눌리도록 한다.

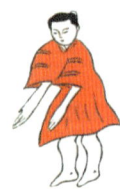

3. 양 손이 만나 손바닥을 뒤집는 동작을 할 때는 반드시 배는 거두어들이고 등은 뽑아 내밀며 어깨는 움츠리며, 동시에 몸은 동작에 맞추어 부드럽게 움직이고 서로간에 조화를 이루도록 하여 온 몸의 근육이 모두 편안하고 부드럽게 움직이도록 해야 한다.

4. 양 손이 원을 그리는 동작을 할 때는 손가락을 순서대로 조금 구부리며, 팔을 위로 들어올릴 때는 손과 팔을 힘껏 쭉 펴주고 두 다리는 곧게 똑바로 펴준다. 정신을 집중하고 눈빛은 손을 따라 움직이도록 한다. 몸을 돌릴 때는 미려(尾閭: 꼬리뼈)를 동작의 기점으로 삼는다. 아랫배를 조금 들이고 동작은 서로 잘 어울리며 부드럽게 연결되도록 한다.

5. 목을 휘게 할 때는 머리와 목 부분의 근육을 부드럽게 해야 하며, 어깨·허리·배 등의 펴지는 동작의 정도에 맞추어 천천히 움직여야지 동작이 너무 빨라서는 안 된다.

6. 신체의 중심을 잡는 것은 넓적다리와 엉덩이뼈를 상하로 굽히고 펴는(屈伸) 동작과 엉덩이 부분의 이동에 따라 결정된다. 허리 부분의 움직이는 폭을 적게 하여 삐어서 다치는 것을 피해야 한다.

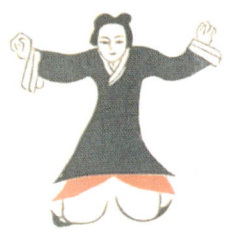

7. 몸을 앞으로 구부리거나 뒤로 젖히며 쳐다보는 동작은 미려를 기준으로 삼아야 하고, 허리 부분의 힘으로 움직이지 않아야 허리와 척추를 다치는 것을 막을 수 있다.

8. 몸을 위로 들 때 발꿈치는 아래로 가라앉고 아랫배는 안으로 들여야 한다. 오른손을 들 때는 왼쪽 발꿈치를 가라앉히며 왼손을 들 때는 오른쪽 발꿈치를 가라앉힌다. 아래로 내릴 때는 아랫배를 가볍게 풀어 열리게 하며 발바닥은 가라앉힌다.

9. 두 다리를 전후좌우로 위치를 바꿀 때는 방향이 정확해야 한다. 보법(步法)은 차분하면서도 민첩하게 이어져야 한다. 몸을 돌리거나, 굽히고 펴거나 원을 그리는 등의 동작을 할 때는 허리와 사타구니와 배 등이 조화가 되도록 부드럽게 움직여야 한다.

10. 부녀자가 임신 기간이거나 월경기 때 수련할 때는 생리상의 변화 때문에 순조롭고 자연스런 동작을 위주로 한다.

11. 확고한 믿음을 항상 지니고 형(形)·법(法)·공(功)·해(解)의 수련 단계를 준수하여 순서를 따라 차근차근 나아가고 진지하게 연습하여 익히면 반드시 성과를 이루게 된다. 만약 색다른 것을 보고 이내 그것에 마음이 쏠려서 제멋대로 수련법을 바꾸게 되면 효과를 보기가 어렵다.

12. 수련과 일상 생활을 긴밀하게 결합하고 항상 단련해야 한다. 수련시간의 장단(長短)과 횟수는 자기의 체질과 병의 상태 그리고 수련의 진도에 의거하여 결정해야만 한다. 무리하게 일률적으로 해서는 안 된다. 반드시 매일매일 수련하는 것을 위주로 한다.

13. 배우면 바로 수련하고 수련 도중에도 늘 배워야 한다. 세심하게 체득하고 힘써 노력하여 진보해야 한다. 어느 한 단계에 오래도록 머물러 스스로 자만해서는 안 된다.

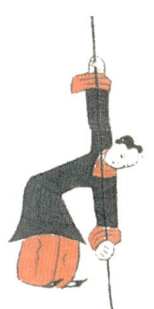

# 화타오금지희도해
## 華佗五禽之戲圖解

## 제1절 예비공(預備功)

1. **녹참원조(鹿站遠眺)** : 사슴이 서서 멀리 바라보다.
   (동쪽을 향하여 선다.)
- 바른 자세로 선 다음 오른쪽 다리에 체중을 싣고 왼쪽 다리를 왼쪽으로 어깨 넓이만큼 옮긴다.
- 이와 동시에 양 손은 발이 옆으로 움직이기 시작할 때 좌우로 벌리면서 어깨와 나란히 되는 높이까지 들어 올리고, 왼발이 땅에 닿을 때에 가슴 앞쪽을 향하여 뻗은 후 양 손을 감싸 안듯이 하여 아래를 향하여 내려주면서 양쪽 다리 바깥쪽에 닿도록 내린다.
- 양쪽 발끝은 앞을 향하고 발 사이의 간격은 어깨 넓이와 동일하게 한다.
- 머리의 정수리 백회(百會)는 하늘을 향하고 아래턱은 안으로 오므리며 목은 부드럽게 긴장을 풀고 곧게 세우며 입술과 이는 가볍게 다문다. 호흡은 코로 자연스럽게 한다.

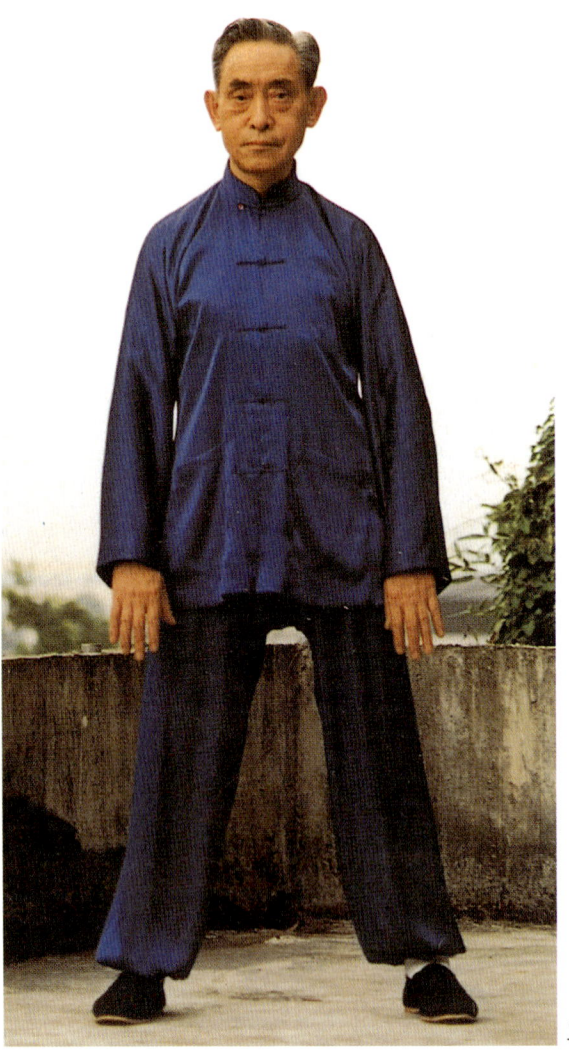

- 두 눈은 정신을 집중하여 전방 먼 곳의 한 점을 응시하고, 어깨는 편안하게 긴장을 풀어주고 팔꿈치는 아래로 늘어뜨린다.
- 손목과 손가락은 아래로 향하여 자연스럽게 편다.
- 겨드랑이는 약간 띄우고 척추는 반듯이 세운다.
- 허리와 사타구니는 긴장을 풀고 미려는 거두어 들이며 기는 순조롭게 하여 정신을 집중한다.
- 마음은 고요히 하고 몸은 편안히 가진다. 마치 사슴이 숲에서 고요히 먼 곳을 바라보는 형상과 같다. (그림1)

그림1. 녹참원조

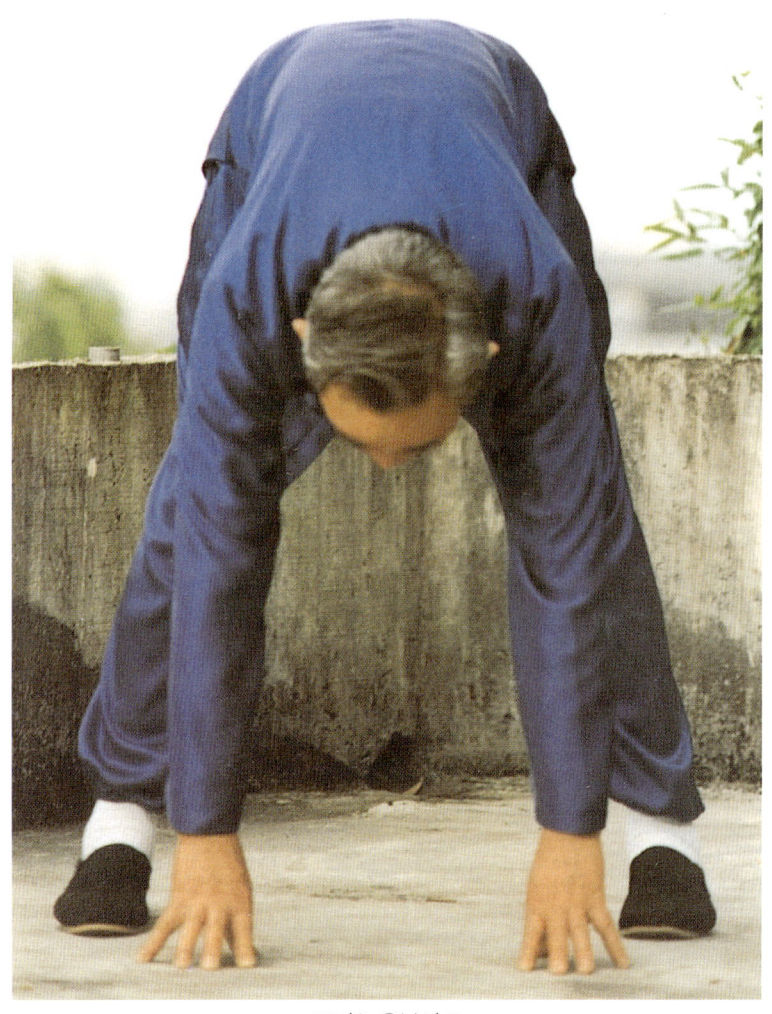

그림2. 웅부신요

## 2. 웅부신요(熊俯身腰) : 곰이 몸을 구부리다.

- (앞 동작에 이어서) 마음으로 시선을 단전(丹田)으로 거두어 들이면서 뜻을 단전에 둔다. 상체는 동작의 흐름에 따라 미려를 기점으로 복부의 긴장을 풀면서 자연스럽게 앞으로 구부린다. 이때 양팔은 아래로 늘어뜨린다.
- 양 손은 손가락을 자연스럽게 펴고 땅을 짚는다.
- 머리는 약간 쳐들어서 눈은 전방 아래 지점을 본다.(그림2)

## 3. 백원헌과(白猿獻果) : 흰 원숭이가 과일을 바치다.

- (앞 동작에 이어서) 어깨와 팔꿈치를 돌리면서 안쪽으로 거두어 들인다. 이때 손등은 서로 맞댄다.
- 양 손은 사타구니 사이를 거쳐 빼낸 다음 위로 올려 소복에 닿게 한다.
- 이어서 자세를 아래로 낮추고, 손은 아래로부터 몸 안쪽을 거쳐 돌려주면서 양 손을 바깥쪽으로 뒤집는다. 이때 손바닥은 위를 향한다.
- 허리와 사타구니 힘으로 몸을 곧추 세우고 팔은 곧게 펴서 앞으로 뻗는다.
- 눈은 양 손을 본다. 원숭이가 물건을 앞으로 바쳐 내미는 형상을 모방한 것이다.(그림3)

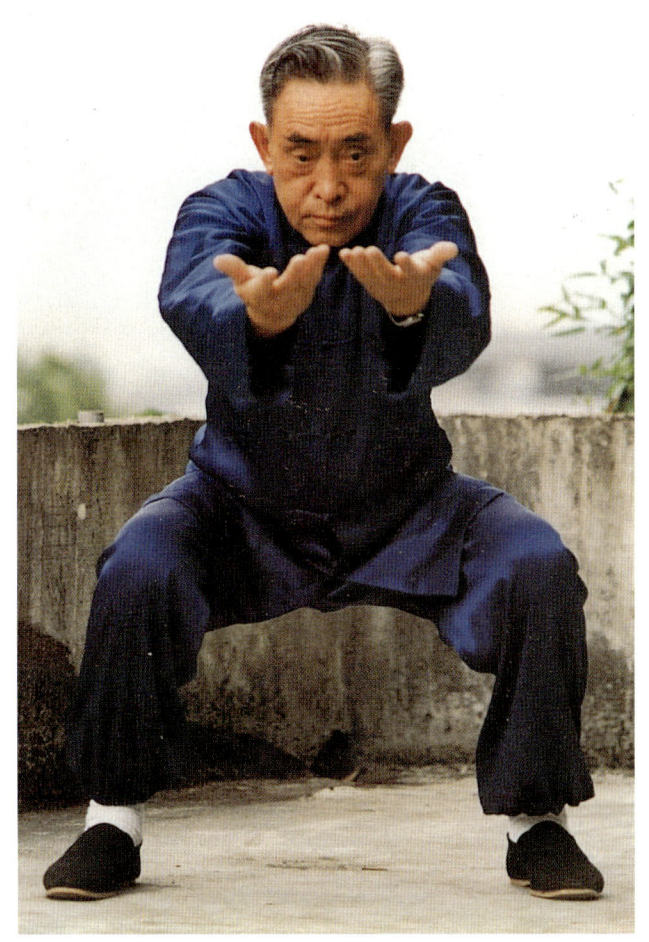

그림3. 백원헌과

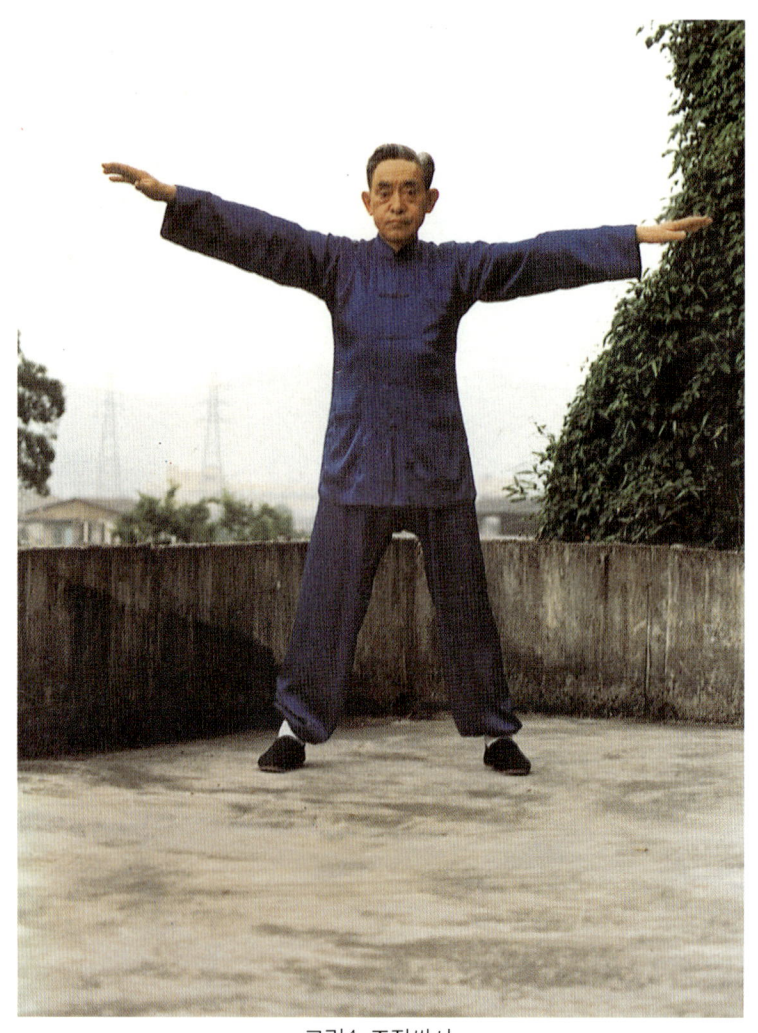

그림4. 조전쌍시

### 4. 조전쌍시(鳥展雙翅) : 새가 양 날개를 펼치다.

- (앞 동작에 이어서) 상체는 허리와 다리 힘으로 위로 향하여 쭉 펴주면서 바르게 선다.
- 이때 양 손은 동작에 따라 팔을 펴고 위로 들어서 머리 위로 들어올린다.
- 이어서 양 팔을 좌우로 벌려 어깨는 힘을 빼고 팔은 돌리면서 손을 뒤집어 아래로 내린다. 충분히 내린 다음 다시 팔을 위로 들어올려 어깨 높이와 나란히 되게 하고 아래로 내려 준다. 이때 손바닥은 아래를 향하고 손가락은 자연스럽게 펴준다.
- 마음과 몸은 편안하고 고요하게 한다.
- 두 눈은 정신을 집중해서 수평 방향을 바라본다.

### 5. 호송견배(虎鬆肩背) : 호랑이가 어깨와 등을 부드럽게 풀다.

- (앞 동작에 이어서) 어깨와 팔꿈치를 늘어뜨리고 팔과 팔목을

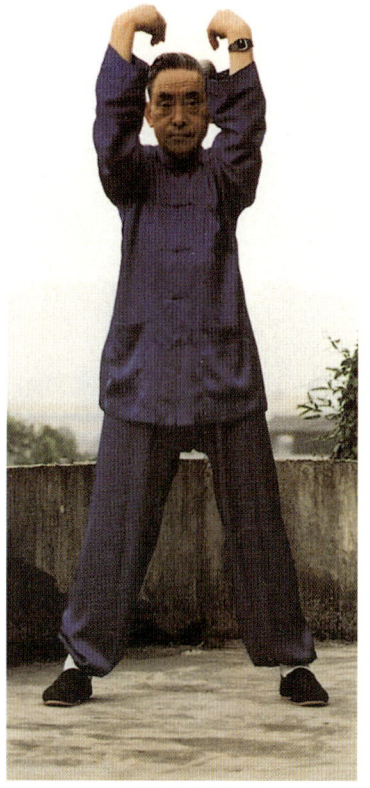

그림5. 호송견배1

돌려서 양 손을 가슴 앞쪽에서 안으로 모이게 한다. 이때 손바닥은 위로 향하게 하고 등은 곧추 세우며 어깨는 들어 올려준다. 이때 손가락을 모아 오므려 쥐고 손목은 돌리면서 머리 위로 들어 올린다.(그림5)

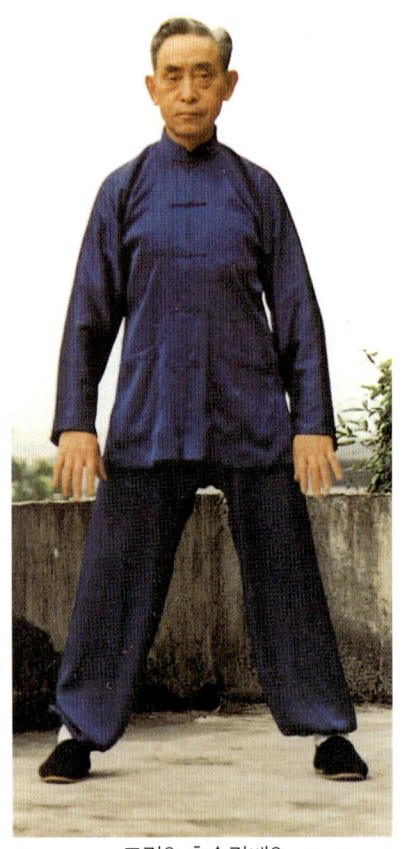

- 그런 다음 양 팔과 손목을 돌리면서 팔과 손가락을 펴준다.
- 손은 방향을 아래로 하여 얼굴→목→가슴→배를 따라 내려 양쪽 허벅지 바깥쪽에 닿게 한다.
- 정수리는 세우고 마음은 고요히 하며 몸은 바르게 하고 긴장을 푼다.
- 눈은 앞을 본다.(그림6)

주 : 본공은 삼초(三焦)의 기를 다스리고 조절하며 신체 경락의 원활한 소통을 도와주는 효능을 갖추고 있으므로 단일도인공법으로 연마해도 된다. 매번 첫 번째 동작에서 다섯 번째 동작까지를 한 번으로 한다. 단일 체계의 기공으로 수련할 때는 중복하여 3, 5, 7, 9 횟수로 연습해도 된다.

그림6. 호송견배2

## 제2절 단봉조양(丹鳳朝陽) : 봉황이 해를 바라보다.

### 一. 자세의 모양과 의미

좌우가 모두 태양을 향하고 손바닥을 드리우는 것은 호랑이가 웅크리듯 하고, 손을 펴는 것은 원숭이 팔처럼 한다. 몸을 돌리는 것은 곰이 중심을 움직이는 것과 같고, 머리를 떨어뜨리는 것은 사슴이 고개를 휘게 하는 것과 같다.

### 二. 효능

이 동작은 심장·간·비장·폐·신장·담·위 등 장부와 경락을 부드럽게 풀어주고 5기(五氣)로 하여금 6허(六虛)를 돌게 한다.

### 三. 자세동작

甲. 정조양(正朝陽): 정면으로 태양을 향한다.

**1. 원비정거(猿臂正擧) : 원숭이가 팔을 바로 들다.**

(동쪽을 향하여 선다.)

- (예비공의 마지막 자세에 이어서) 양 손의 동작은 허리와 사타구니 힘으로 아래에서 몸 앞을 통과해서 정수리 위쪽까지 올린다. 이때 손목은 자연스럽게 굽히고 손가락은 펴주며 손바닥은 서로 마주 보게 하고 손가락 끝은 위를 향한다.

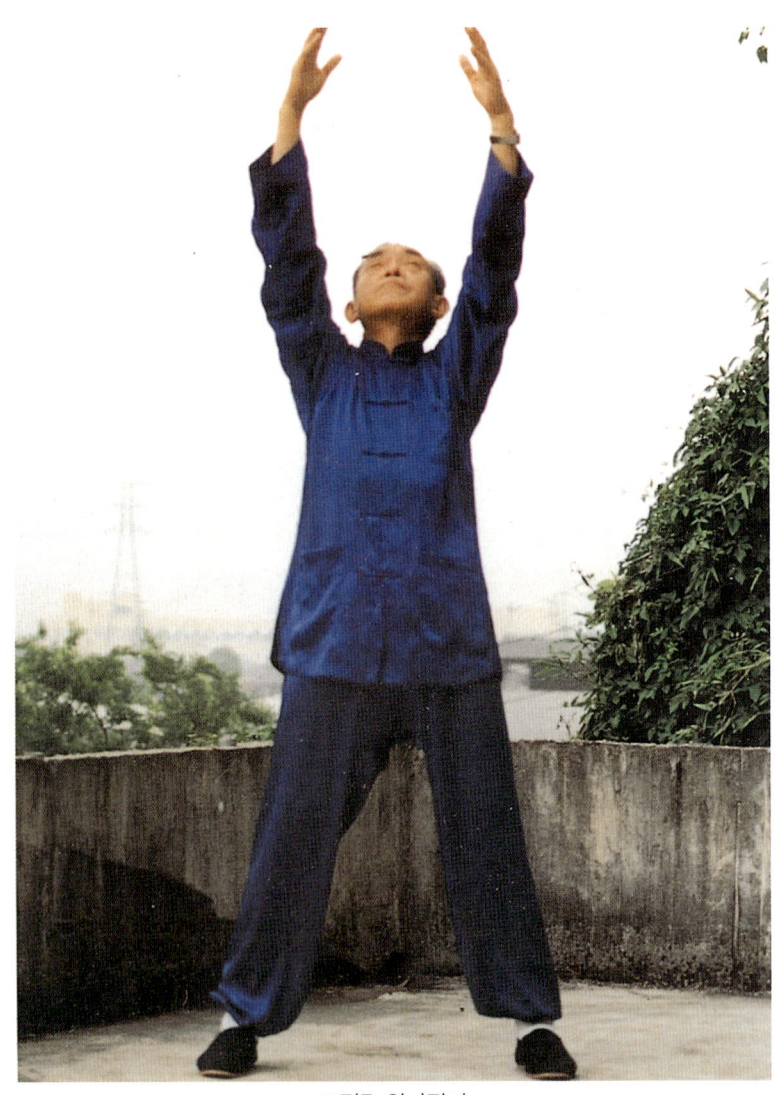

그림7. 원비정거

- 팔을 쭉 펴주고 허리는 곧게 편다.
- 두 눈은 자세의 흐름에 따라 위를 향해 양 손의 가운데를 본다. (그림7)

## 2. 백학장흉(白鶴張胸) : 백학이 가슴을 펴다.

- (앞 자세에 이어서) 윗몸은 미려를 기점으로 고개를 들어 뒤를 향해 우러러 보면서 가슴을 활짝 편다.
- 허리를 구부려서 뒤로 휘게 하고 동시에 양 손은 동작에 따라서 팔꿈치를 구부리고 손끝은 늘어뜨려 가볍게 양쪽 견정혈(肩井穴)에 놓는다.
- 무릎을 약간 구부리고 머리는 뒤쪽 하늘을 우러러 보며 가슴은 쫙 펴고 목 기관지 부분을 쭉 젖혀 늘여준다.
- 전신은 힘을 빼고 부드럽게 이완시키며 두 눈은 크게 떠서 뒤쪽 하늘을 본다.(그림8)

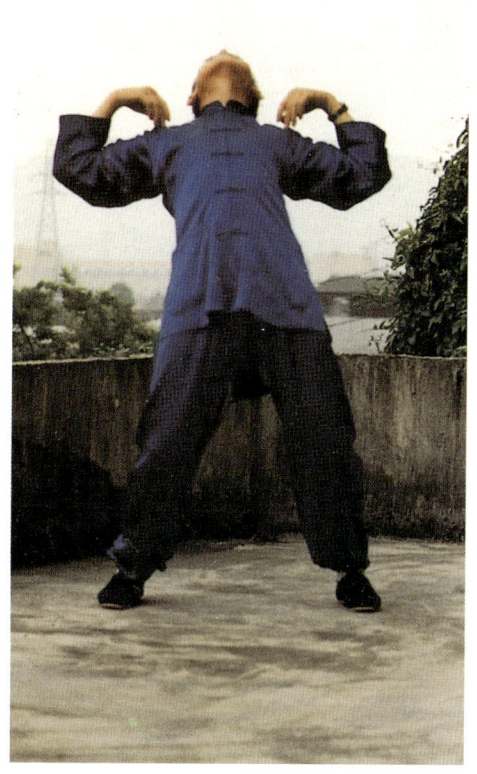

그림8. 백학장흉

### 3. 호송견배(虎鬆肩背) : 호랑이가 어깨와 등을 부드럽게 풀다.

- (앞 자세에 이어서) 항문을 위로 치켜 올려주고 배는 안으로 거두어 들이면서 상체는 허리와 다리 힘으로 몸을 일으키고 허리를 곧게 펴며 똑바로 세운다.

- 동시에 어깨를 돌리고 팔을 회전시키면서 고개를 숙여 아랫배 부분을 쳐다본다.
- 양 팔꿈치는 안으로 끌어 당겨 머리의 좌우측에 붙인다. 어깨는 치켜 올리고 등을 둥글게 구부린다.
- 목 뒤 근육은 길게 늘어지도록 앞쪽으로 숙여준다.(그림9)

### 4. 웅반족첨(熊攀足尖) : 곰이 발끝을 타고 오르다.

- (앞 자세에 이어서) 상체는 자연스럽게 풀고 허리는 아래로 구부린다.
- 양 손은 동시에 손가락을 펴면서 자연스럽게 양쪽 발끝 위로 내려뜨린다.
- 손바닥은 안을 향하고 양 무릎은 곧게 펴며 머리는 약간 들어올리고 눈은 앞쪽 아래 방향을 본다.(그림10)

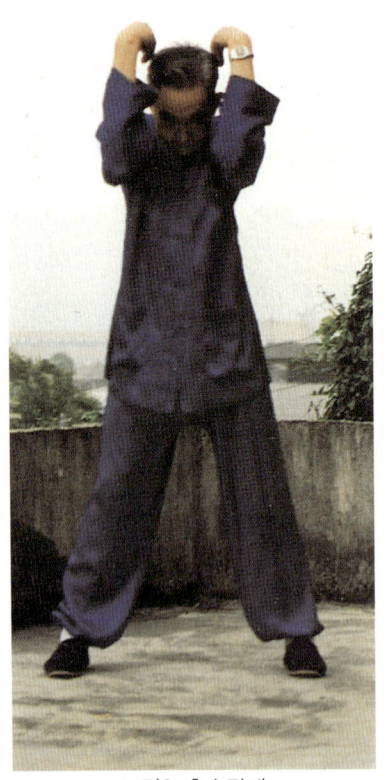

그림9. 호송견배

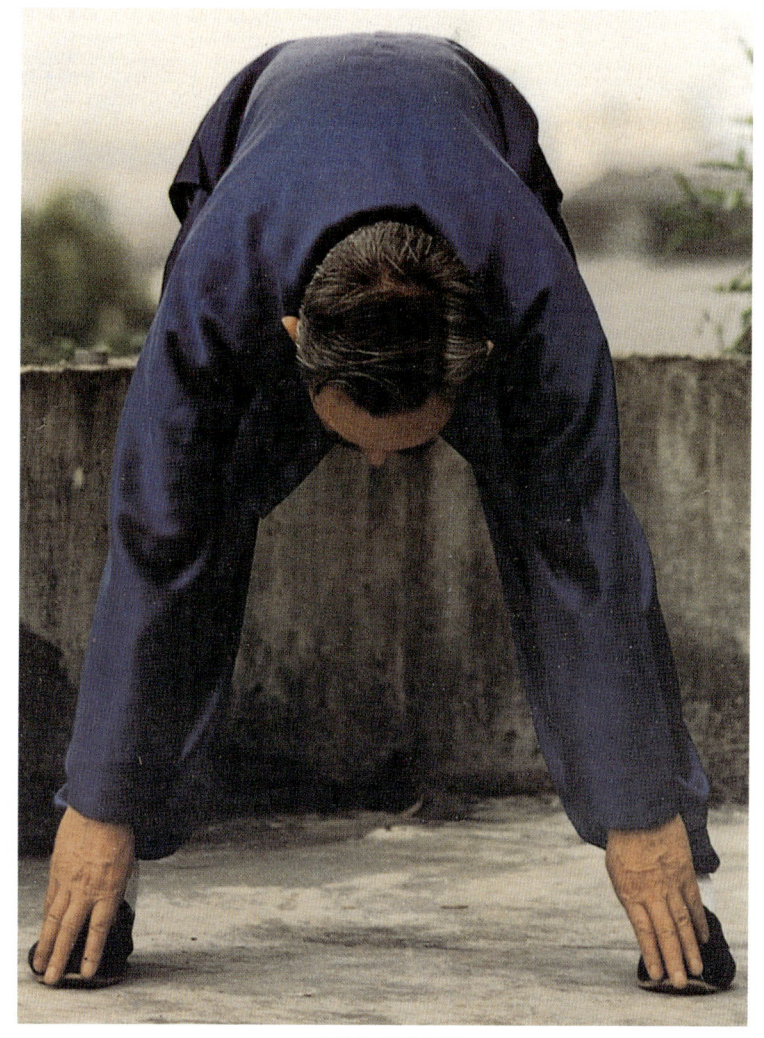

그림10. 웅반족첨

## 5. 녹운척미(鹿運脊尾) : 사슴이 꼬리뼈를 움직이다.

- (앞 자세에 이어서) 양 발뒤꿈치에 힘을 주고 항문은 들어올리고 배는 거둔다.
- 허리와 사타구니 힘으로 몸을 둥글게 하여 위쪽으로 몸을 일으킨다. 이때 미려로부터 시작해서 머리 경추에 이르기까지 자연스레 관절을 따라 머리를 세워주고 뒤를 우러러 보면서 입을 살짝 벌리고 기를 삼킨다. (그림11, 12)
- 이어서 기를 토해 내면서 전신을 아래로 가볍게 떨어뜨린다. 이때 머리는 앞으로 수그리고 양 손은 두 허벅다리 바깥쪽으로 늘어뜨린다.
- 정신은 집중하고 몸은 자연스럽게 둔다. 부드럽고 고요하게 선다.(그림13)

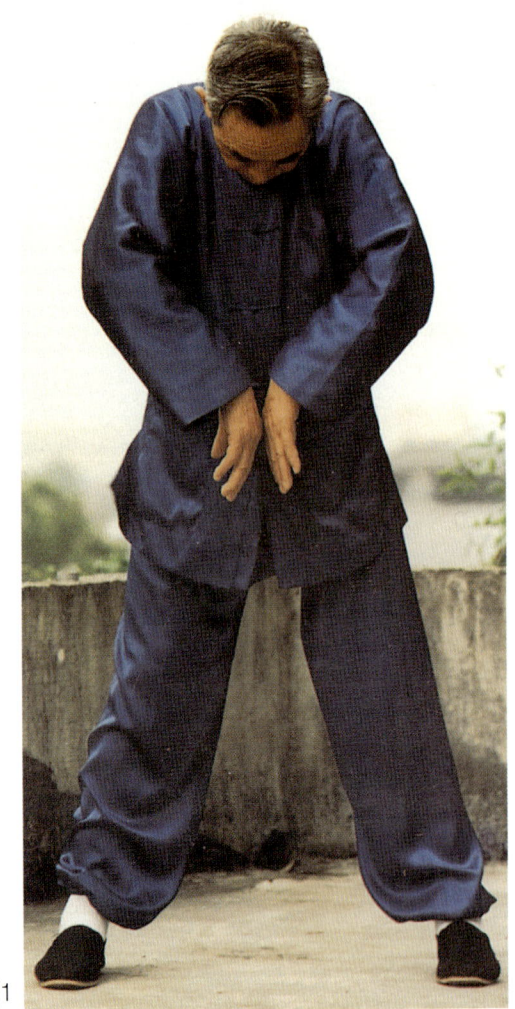

그림11. 녹운척미1

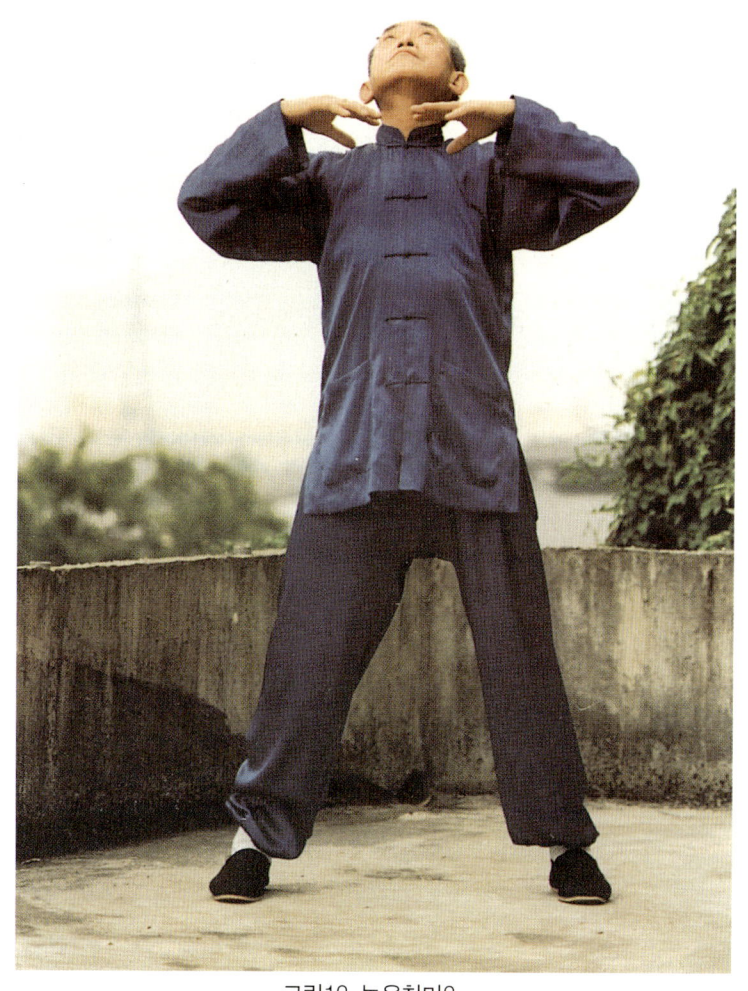

그림12. 녹운척미2

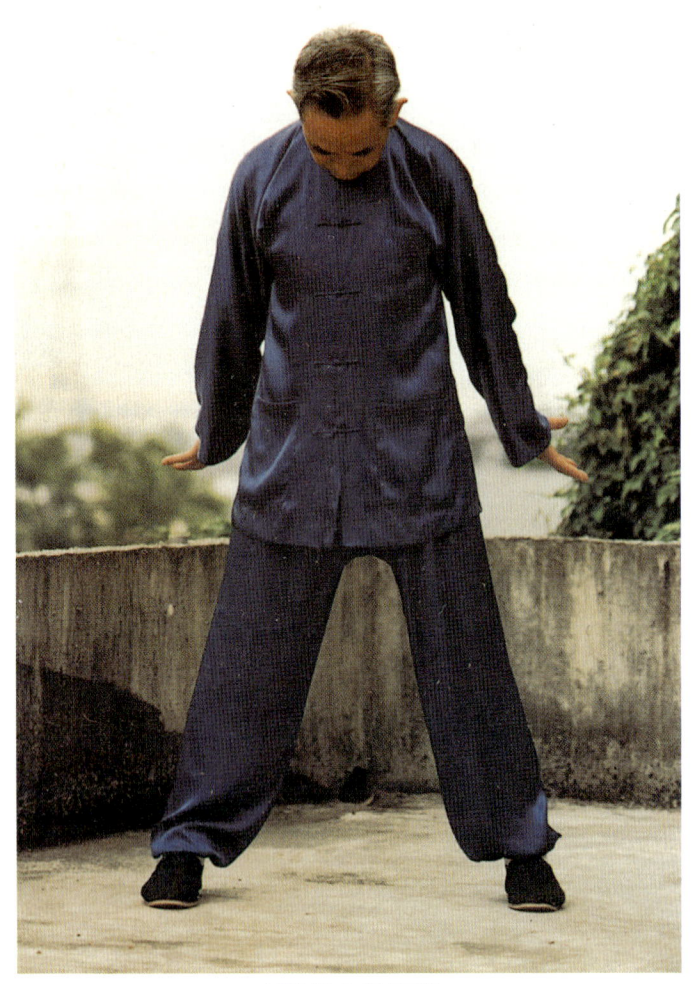

그림13. 녹운척미3

乙. 우조양(右朝陽): 오른쪽으로 태양을 향한다.

1. **원비우거(猿臂右擧) : 원숭이가 팔을 오른쪽으로 들다.**

   (동남쪽을 향한다.)
   - (앞 자세에 이어서) 몸을 오른쪽으로 튼다. 이때 양쪽 발끝을 약간 오른쪽을 향해 옮겨 오른발이 앞, 왼발이 뒤에 놓이게 하는 직립장보식(直立樁步式)을 이룬다.
   - 동시에 양 손은 몸의 움직임에 따라 팔을 위로 들어 올려 비스듬히 오른쪽 상방을 향해 편다.
   - 다섯 손가락을 벌려 태극결(太極訣)이 되도록 손을 서로 껴준다. 이때 손바닥 중심은 바깥을 향하게 하며 머리는 약간 위로 쳐든다.
   - 눈은 양 손을 보고, 배는 거두어들이고, 항문은 위로 끌어 당긴다.(그림14)

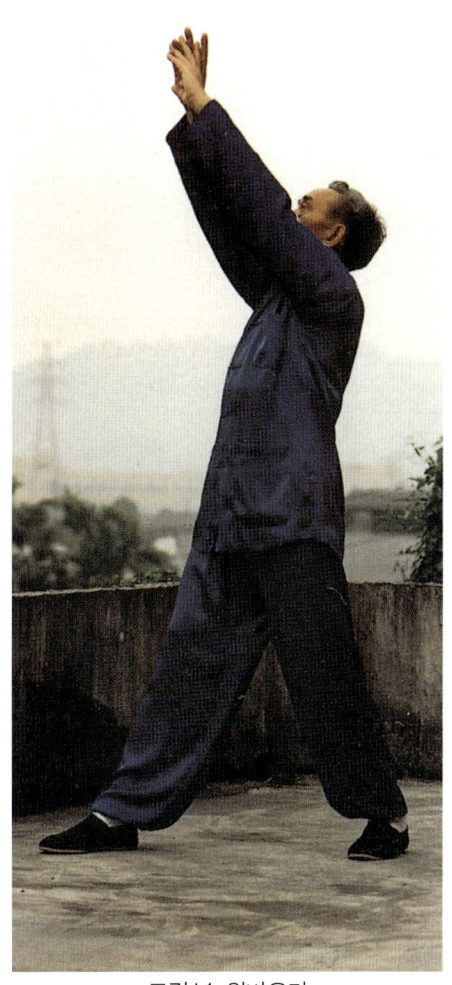

그림14. 원비우거

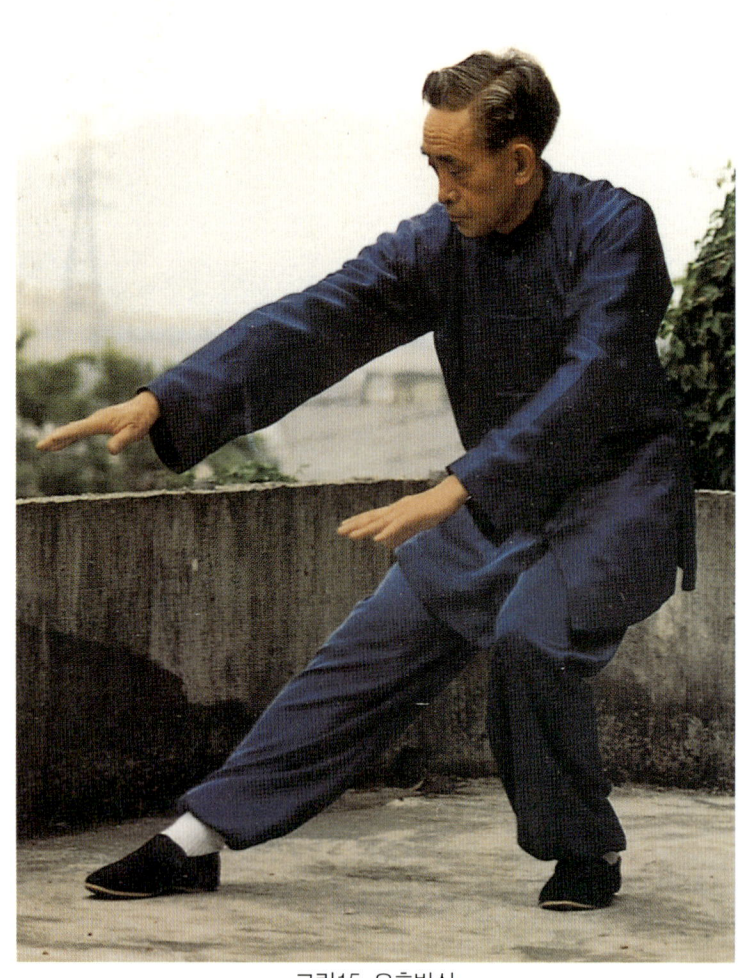

그림15. 우호박식

2. **우호박식(右虎撲式)** : 오른쪽으로 호랑이가 엎드리다.
- (앞 자세에 이어서) 기세(氣勢)를 아래로 낮추고 왼쪽 넓적다리는 무릎을 구부려 아래로 앉으면서 체중을 지탱해 준다.
- 오른쪽 다리는 곧게 펴고 아래로 엎드린다.
- 동시에 두 손은 자세의 흐름에 따라 오른손이 앞쪽, 왼손은 뒤쪽에 놓이게 하는 자세(下撲掌)를 취하면서 팔을 오른발의 위쪽으로 곧게 편다. 이때 힘은 왼쪽 허벅다리에 둔다.
- 눈은 오른손을 본다.
- 왼쪽 다리가 힘을 받쳐주고 오른쪽 다리는 허한(左實右虛) 부보식(仆步式)을 취한다.(그림15)

3. **학전좌시(鶴展左翅)** : 학이 왼쪽 날개를 펼치다.
 (동남쪽을 향한다.)
- (앞 자세에 이어서) 몸통을 좌측 후상방을 향하여 틀은 후, 오른쪽을 향해 돌아 중심은 오른쪽 다리로 옮겨 오른쪽 다리에 중심이 가는 궁보식(弓步式) 자세를 이룬다.
- (이때 왼팔의 동작은) 기의 흐름에 따라 아래로 내려온 다음 손바닥을 위로 향하게 하고 좌측 후상방을 향해 곧게 편다.
- 이어서 그 손을 우측 전상방을 향해 선회하면서 손바닥을 오른쪽으로 향하게 한다.
- (이때 오른손은) 손바닥이 위로 향한 채로 자세를 따라 오른쪽으로 함께 선회하여 오른쪽 옆구리에 가로로 놓는다.

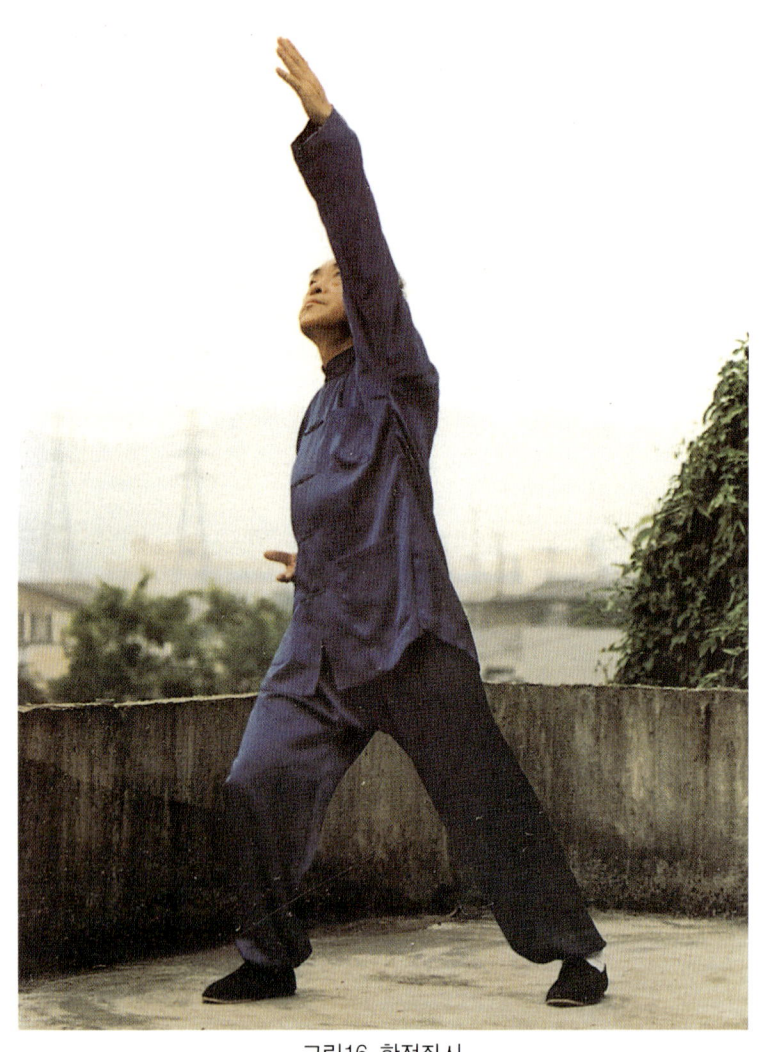

그림16. 학전좌시

- 몸통은 쭉 펴고 두 폐는 확장이 되게 하고, 눈은 왼쪽 손을 보고 심신은 부드럽고 고요히 한다.(그림16)

### 4. 좌운웅경(左運熊經) : 곰이 왼쪽으로 중심을 움직이다. (이동하다.)
  (동북쪽을 향한다.)
- (앞 자세에 이어서) 배는 안으로 거두고 항문은 끌어 올리면서 몸통은 왼쪽으로 돌린다.
- 중심을 왼쪽 다리로 옮겨서 좌실우허(左實右虛)의 비스듬한 궁보식(弓步式)을 취한다.
- 이 동작과 동시에 왼팔은 팔꿈치를 구부리고 손바닥을 오른손 위쪽을 향해 뒤집은 후 좌측 후상방으로 돌려 이동한다.
- 이때 오른손 동작은 손바닥을 위로 향한 채 허리의 움직임에 따라 돌아간 다음 왼손과 함께 왼쪽 옆구리 아래에서 서로 둥글게 합한다.
- 머리는 왼쪽으로 돌리고 눈은 왼쪽 팔꿈치를 본다.(그림17)

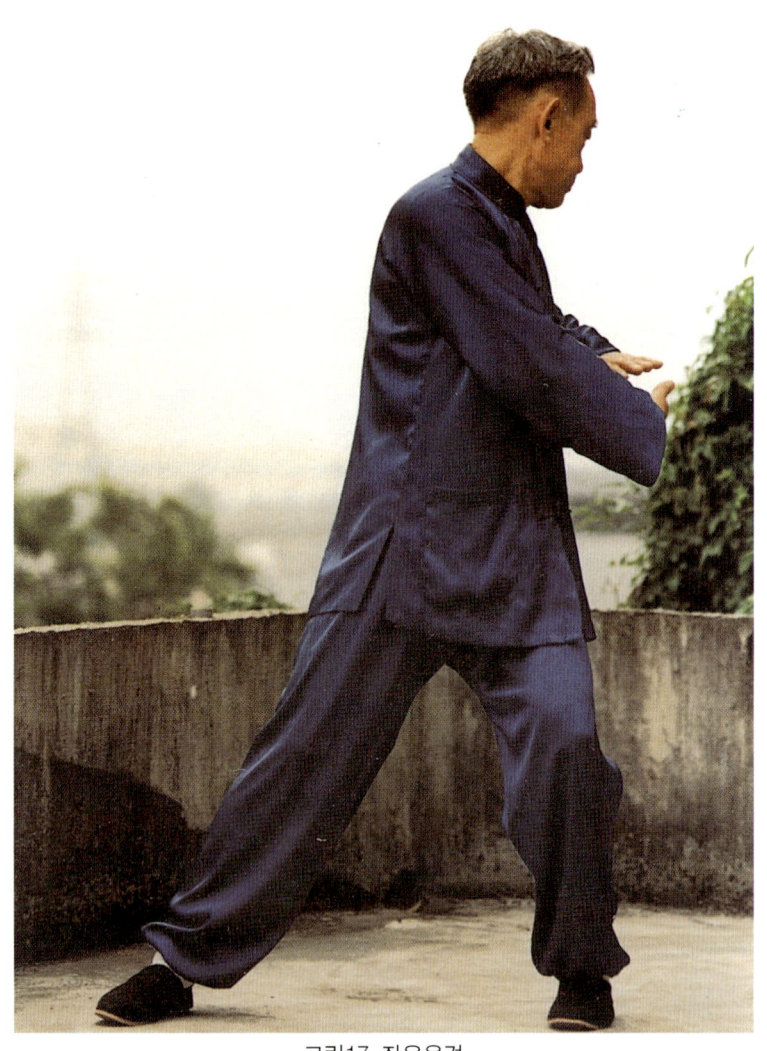

그림17. 좌운웅경

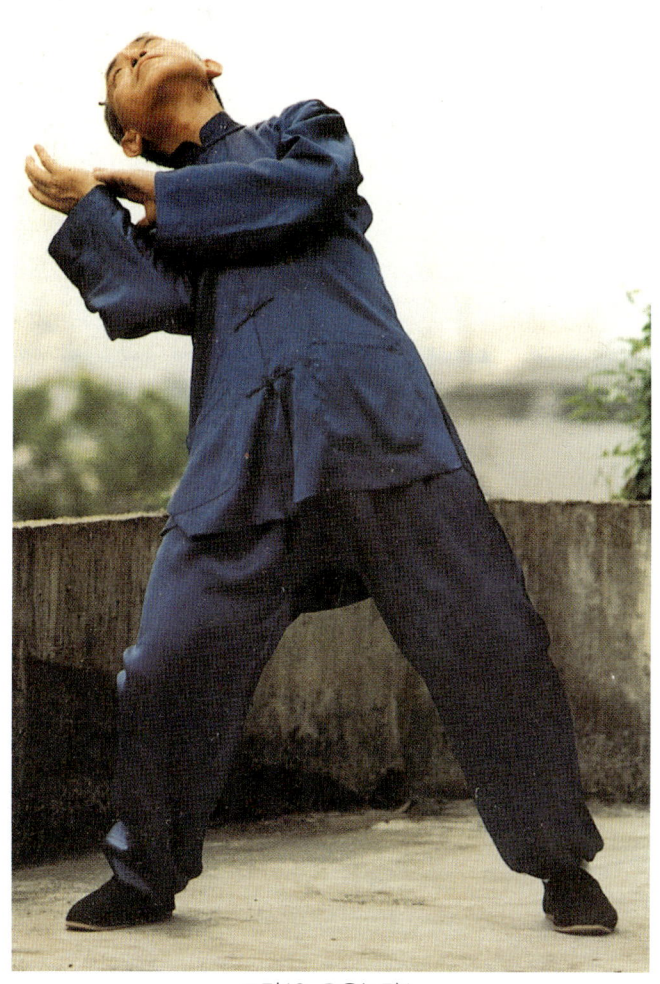

그림18. 우유녹경1

## 5. 우유녹경(右揉鹿頸) : 오른쪽으로 사슴이 목을 휘게 하다.

- (앞 동작에 이어서) 두 손은 팔꿈치를 구부려 손바닥을 겹친 자세로 몸을 비스듬히 아래로 구부려서 왼쪽 무릎 바깥쪽부터 오른쪽 무릎 바깥쪽까지 이르도록 빙 돌아 준다.
- 몸을 뒤로 제껴 위쪽을 바라보면서 우후방을 향해 몸을 회전하여 왼쪽 무릎 아래쪽에 이르게 한다.
- 신체 중심은 왼쪽 다리에 싣고 눈은 두 손을 본다.(그림18, 19)

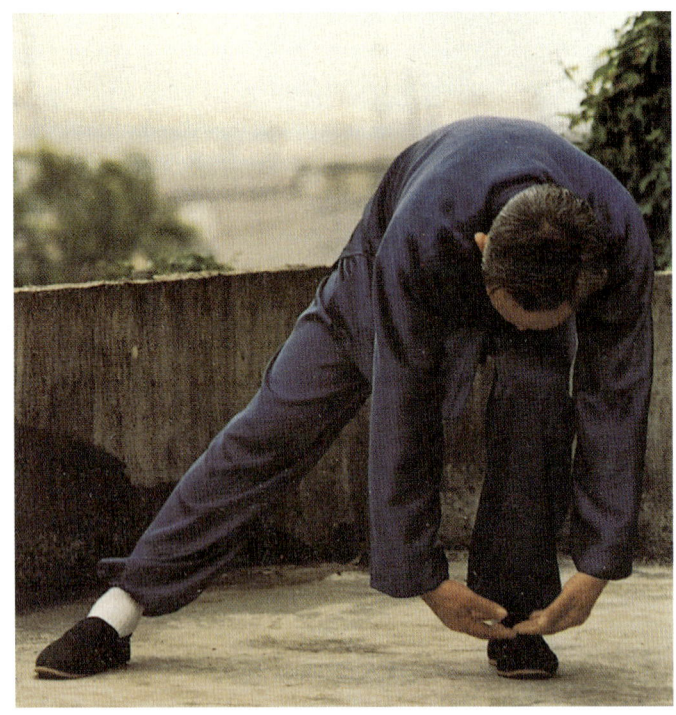

그림19. 우유녹경2

6. 학전우시(鶴展右翅) : 학이 오른쪽 날개를 펴다.

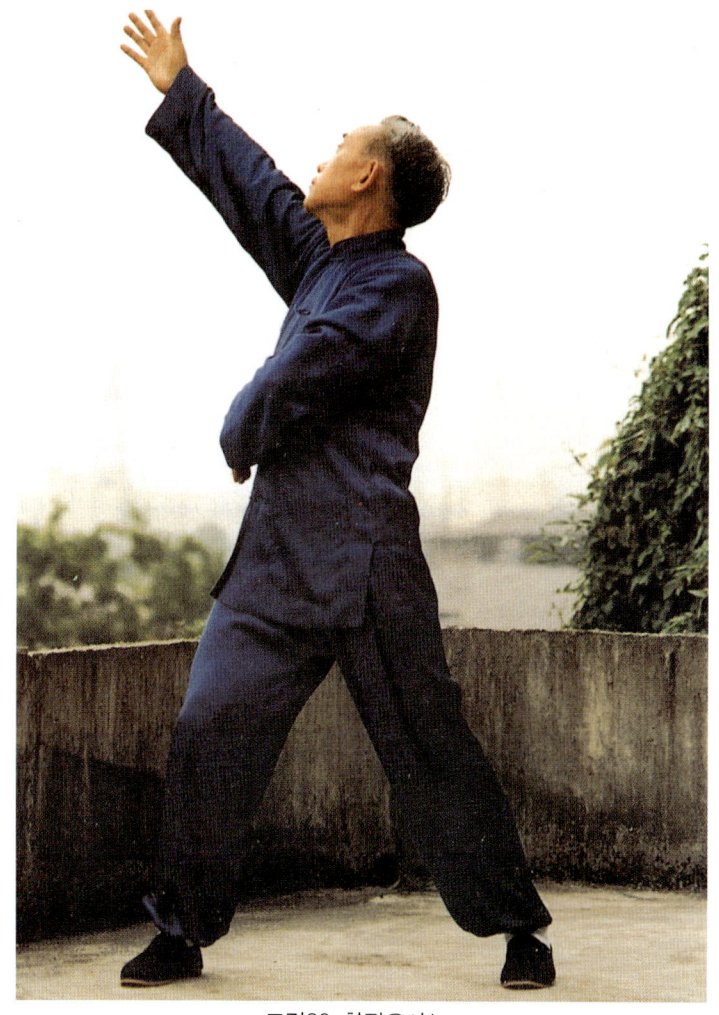

그림20. 학전우시1

(동북쪽을 향한다.)

- (앞 동작에 이어서) 몸통은 계속 아래로 구부려 오른쪽을 향해 돌아 우후방에 이르면 오른손은 동작의 흐름에 따라 손바닥을 들어 우상방으로 뻗는다.

- 이어서 몸통은 왼쪽으로 돌리고 이때 양쪽 발끝은 왼쪽을 향해 돌려 이동하여 왼발이 앞에 가고 오른발이 뒤에 놓이는 (左前右後) 곧은 자세를 만든다.

- 동시에 오른손은 동작의 흐름에 따라 같이 돈 다음 좌상방을 향해 곧게 편다. 이때 손바닥은 왼쪽을 향한다.

- 왼손은 손바닥을 위로 향하게 한 채로 왼쪽 허리 옆에 가로로 둔다.

- 상체는 길게 쭉 펴 주고 두 폐를 활짝 펴며 간담은 편안하게 해준다.

- 심신은 긴장을 풀고 눈은 오른손을 본다.(그림20, 21)

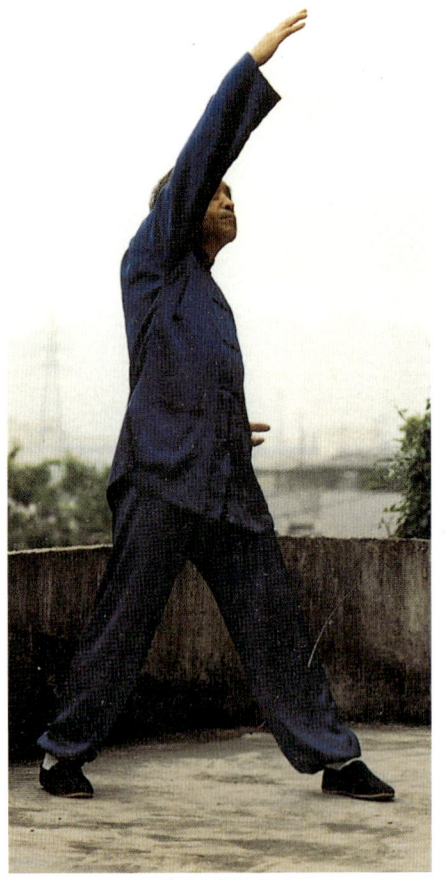

그림21. 학전우시2

## 7. 박협강간(拍脇强肝) : 간을 두드리다.

- (앞 자세에 이어서) 왼손의 손바닥을 살짝 오므려 가볍게 오른쪽 옆구리를 14번 친다.
- 눈은 동그랗게 뜨고 입은 약간 벌리며 몸은 이완시킨다.
 (그림22)

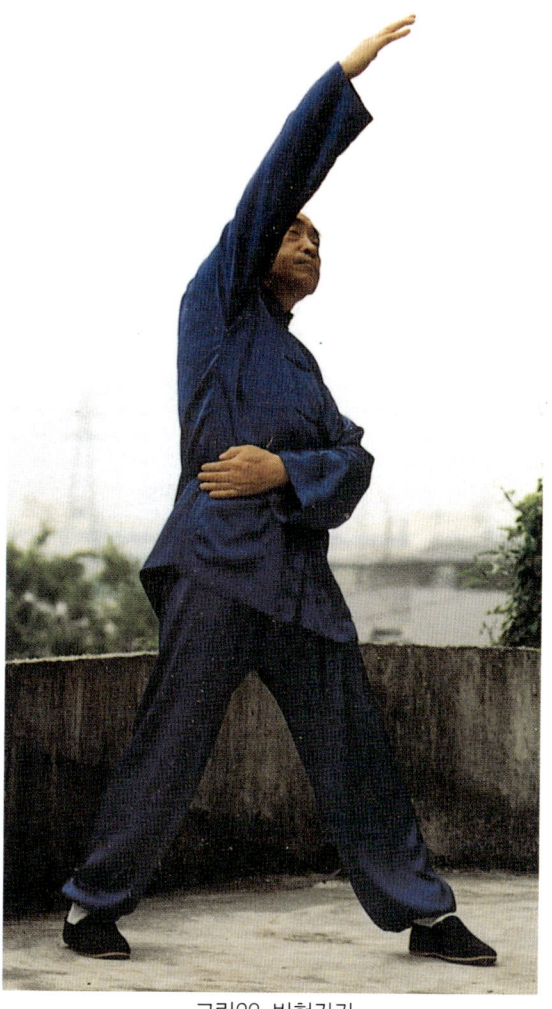

그림22. 박협강간

## 제3절 금계부단(金雞孵蛋) : 금계가 알을 품다.

### 一. 자세의 모양과 의미

원숭이가 팔을 위로 뻗는 것은 폐를 편안히 확장시켜 주고, 호랑이는 손바닥으로 아래로 부르듯 하며 장(腸)과 위(胃)를 움직이게 한다. 사슴이 몸을 구부려 펴는 것은 독맥을 막힘 없이 잘 통하게 해 준다. 곰이 웅크리고 앉아 무릎을 감싸안는 동작으로 무릎과 복사뼈 근육을 되살아 나게 한다.

### 二. 효능

폐를 강건하게 해 주고 장을 정돈하여 항문과 방광을 관통시켜 준다. 대소변의 소통이 원활하게 되고 위체증을 없애 준다.

### 三. 자세동작

**1. 호거침좌(虎踞沈坐) : 호랑이가 깊숙이 걸터앉다.**
  (북쪽을 향한다.)
- (앞 자세에 이어서) 허리를 왼쪽으로 틀고 왼발 끝을 왼쪽으로 옮겨 무릎을 굽히고 체중을 실어 준다.
- 동시에 오른발 끝으로 땅에 버티어 주며 발꿈치는 들어올리고, 자연스레 무릎을 구부리고 그 무릎이 왼발 옆에 놓이게 한다.

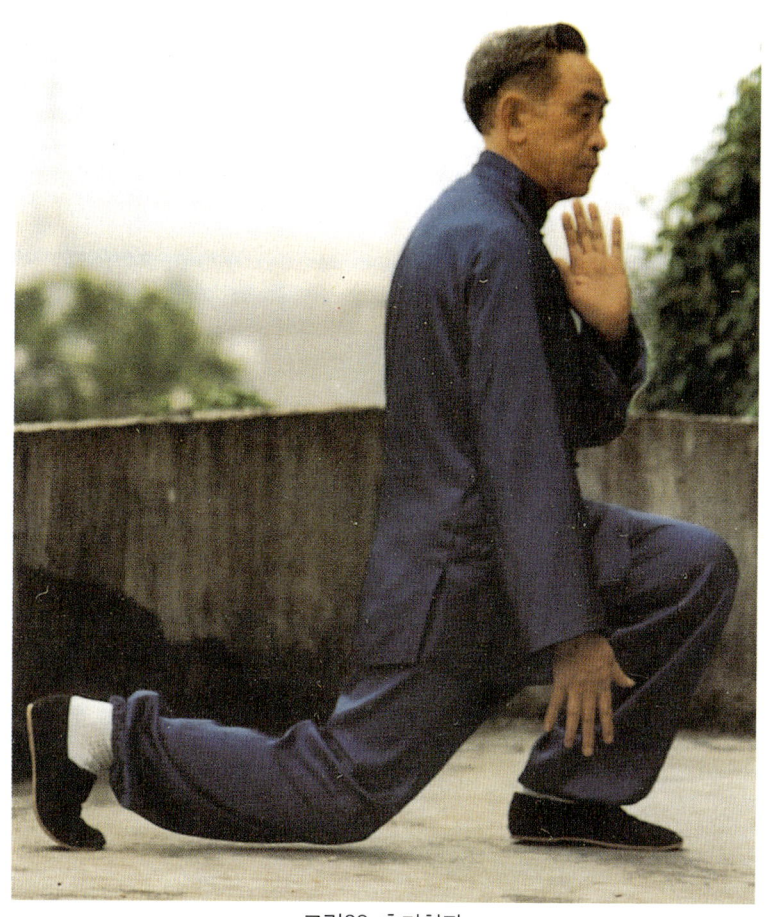

그림23. 호거침좌

- 오른손은 늘어뜨려 왼발 안쪽에 내려놓는다.
- 왼손은 팔꿈치를 구부려 위쪽으로 오른쪽 뺨 옆까지 올린다.
- 손가락 끝은 위로 향하고 손바닥은 오른쪽을 향한다.
- 눈은 앞을 본다.(그림23)


2. **원서우비(猿舒右臂)** : 원숭이가 오른팔을 펴다.

   (북쪽을 향한다.)
- (앞 동작에 이어서) 왼쪽 다리에 체중을 실어 몸을 일으켜 바로 세우고 오른발을 왼발 옆에 가지런히 놓아 입정식을 취한다.
- 동시에 오른손의 손끝은 구부리고 손목은 돌려 겨드랑이 아래를 거쳐 갈고리 모양을 만들어 동작의 흐름을 따라 팔을 머리 위까지 쭉 뻗어준다.
- 손끝은 아래를 향한다.
- 왼손은 손가락을 펴고 손끝은 왼쪽 허벅다리 바깥쪽에 버티듯 지탱해 준다.
- 허리를 쭉 펴 주고 오른쪽 폐도 펴지게 하며 머리를 약간 들어서 눈은 오른손을 본다.(그림24)

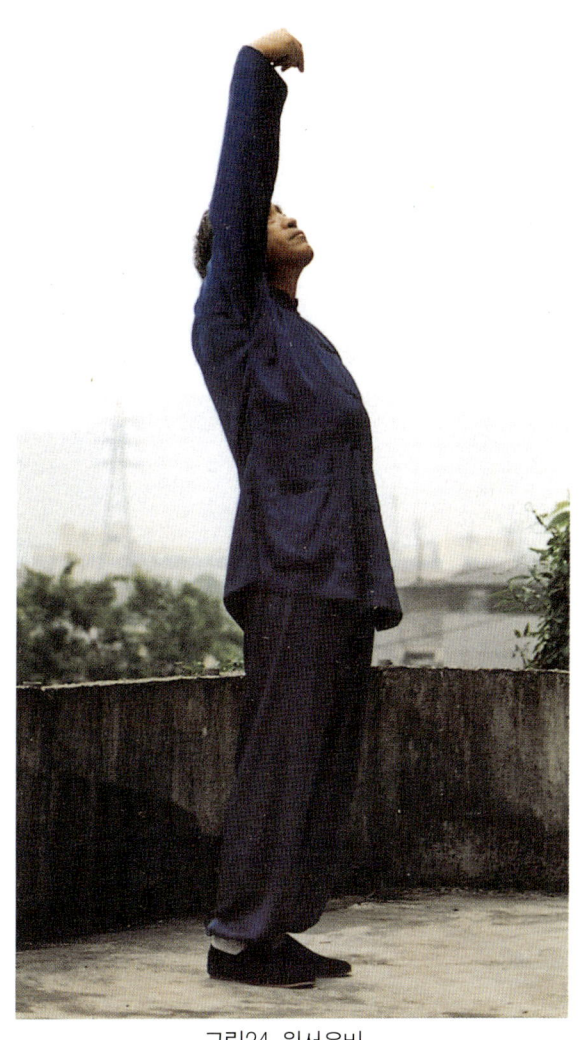

그림24. 원서우비

3. 원서좌비(猿舒左臂) : 원숭이가 왼팔을 펴다.

(북쪽을 향한다.)

- (앞 자세에 이어서) 오른손은 오른쪽으로 손목을 돌려 손의 방향을 바꿔 아래로 누르듯이 내리펴서 오른쪽 사타구니 바깥쪽에 놓는다.
- 왼손은 동시에 손끝을 오무리고 손목을 돌려 갈고리 형상을 만들어 왼쪽 겨드랑이 아래를 지나 팔을 펴서 머리 위까지 뻗어 올린다.
- 손가락 끝은 안쪽을 향하게 하여 왼쪽 폐를 펴 주고, 머리는 들고 허리는 펴며 눈은 왼쪽 갈고리 모양의 손을 본다.

4. 웅준우포(熊蹲右抱) : 곰이 쭈그리고 앉아 오른쪽으로 감싸 안다.

(북쪽을 향한다.)

- (앞 자세에 이어서) 양 발이 가지런한 상태로 무릎을 굽혀서 아래로 웅크리고 앉는다.
- 동시에 왼손은 손바닥의 방향을 바꿔 자연스레 아래로 내려 왼쪽 다리 옆에 누르

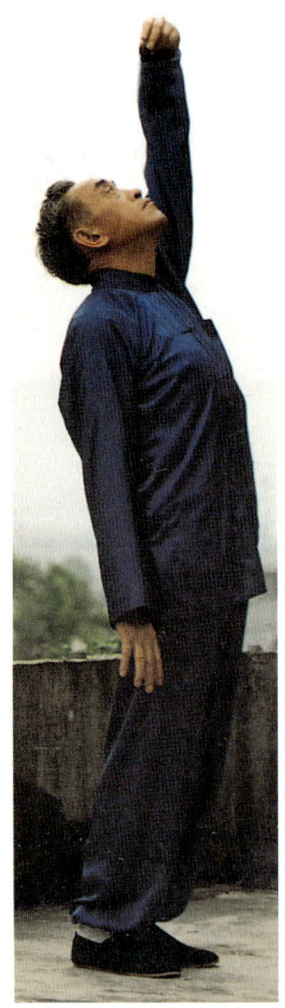

그림25. 원서좌비

듯 내려놓고 오른손은 팔을 구부려 양 무릎을 동그랗게 껴안는다.
- 흉복부로 하여금 되도록 최대한 양쪽 넓적다리를 밀착시켜 붙인다.
- 눈은 왼손을 본다. 계속해서 미려를 중점으로 해서 아래 위로 24번 움직인다.(그림26)

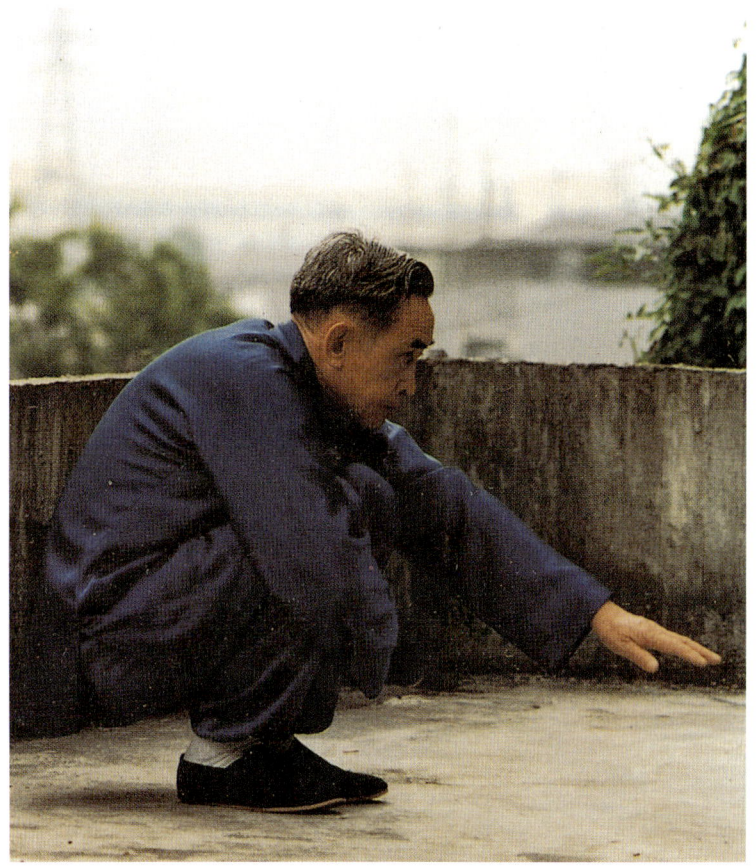

그림26. 웅준우포

### 5. 원서좌비(猿舒左臂) : 원숭이가 왼팔을 펴다.

(서쪽을 향한다.)

- (앞 자세에 이어서) 상체를 왼쪽으로 돌린다.
- 중심은 왼쪽 다리에 옮기고 다리를 세우면서 몸을 일으켜 입정식을 취한다. 동시에 왼손은 자세의 흐름에 따라 왼쪽으로 잡아채듯 한다.
- 자연스럽게 몸을 일으키며 손바닥을 늘어뜨리고 팔꿈치를 돌리며 손끝은 오므린 채로 왼쪽 겨드랑이 밑을 지나 위를 향해 머리 위까지 팔을 쭉 뻗쳐 올린다.
- 오른손은 아래로 지탱해 버티어 주어 오른쪽 넓적다리 바깥쪽에 놓는다.
- 눈은 왼쪽 갈고리 모양을 본다.(그림27)

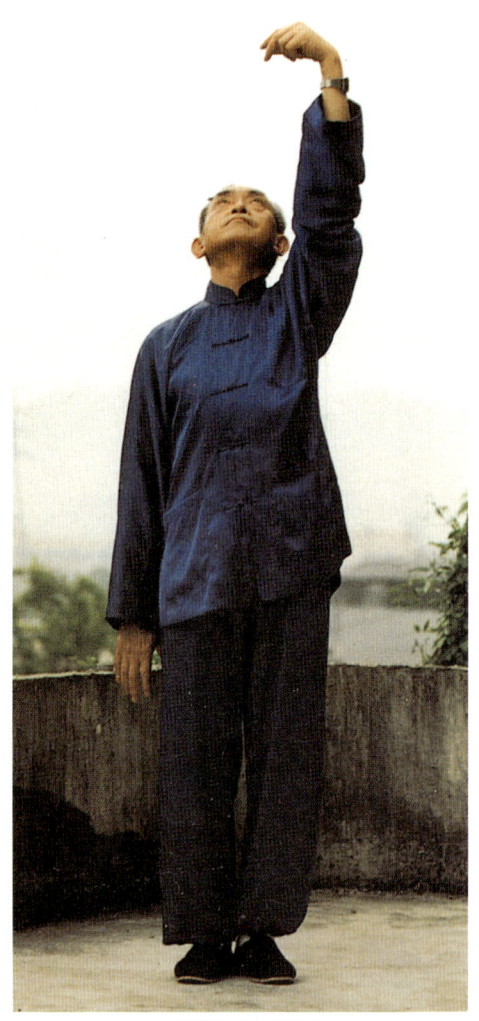

그림27. 원서좌비

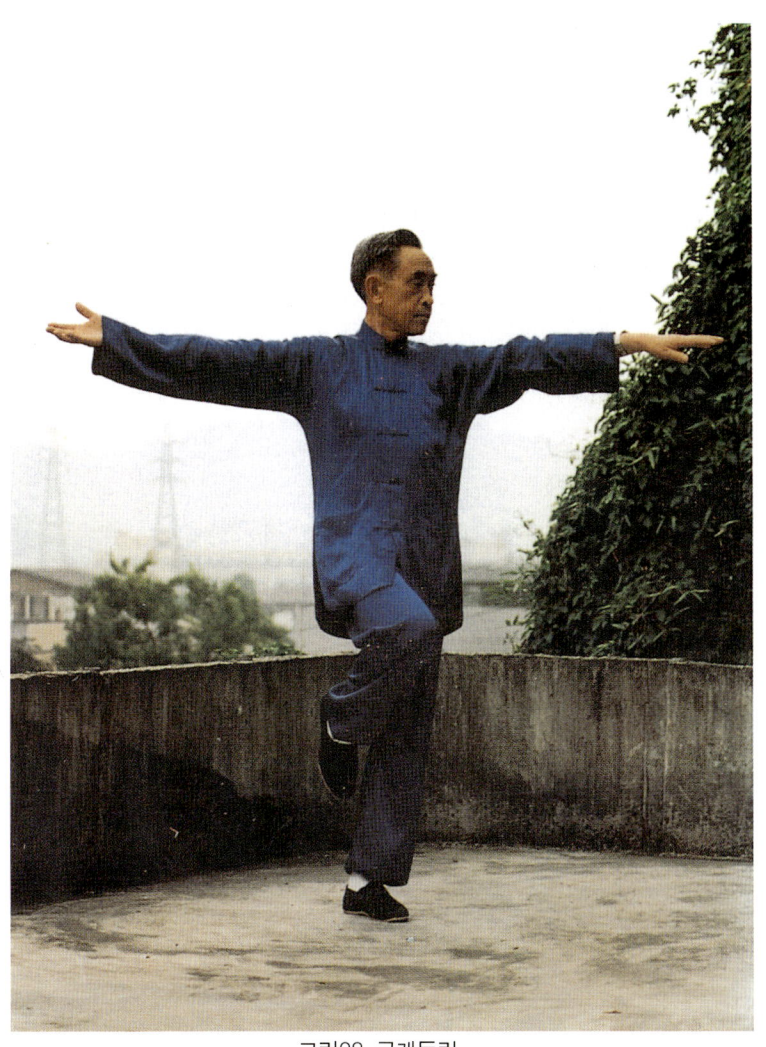

그림28. 금계독립

### 6. 금계독립(金鷄獨立) : 금계가 외발로 서다.

(서쪽을 향한다.)

- (앞 자세에 이어서) 왼발에 체중을 실어 곧게 서고 오른발은 무릎이 수평이 되도록 들어 올린다.
- 동시에 왼손은 손목을 돌려 손바닥의 방향을 바꿔 어깨와 나란하도록 내린다. 이때 손바닥은 아래를 향한다.
- 오른손은 우측으로 수평이 되도록 들어 올리고 손바닥은 위로 향한다.
- 눈은 왼손을 본다.(그림28)

### 7. 학선우시(鶴搧右翅) : 학이 오른쪽 날개를 퍼덕이다.

- (앞의 자세에 이어서) 상체를 왼쪽으로 틀면서 아래로 숙이고 왼쪽 다리는 무릎을 굽혀 실하게 자리잡는다. 이때 오른쪽 다리는 우후방으로 뻗고 무릎을 펴 땅에 발이 닿게 한다.
- 동시에 오른손은 허리와 함께 돌아 몸이 굽혀지는 자세에 따르면서 팔은 곧게 펴서 아래로 치는 동작을 취한다. 이때 손바닥은 아래를 향한다.
- 왼손은 동작의 흐름에 따라 좌후방으로 뒤집으면서 뻗고 손바닥은 위를 향한다.
- 눈은 오른손에 집중한다.(그림29)

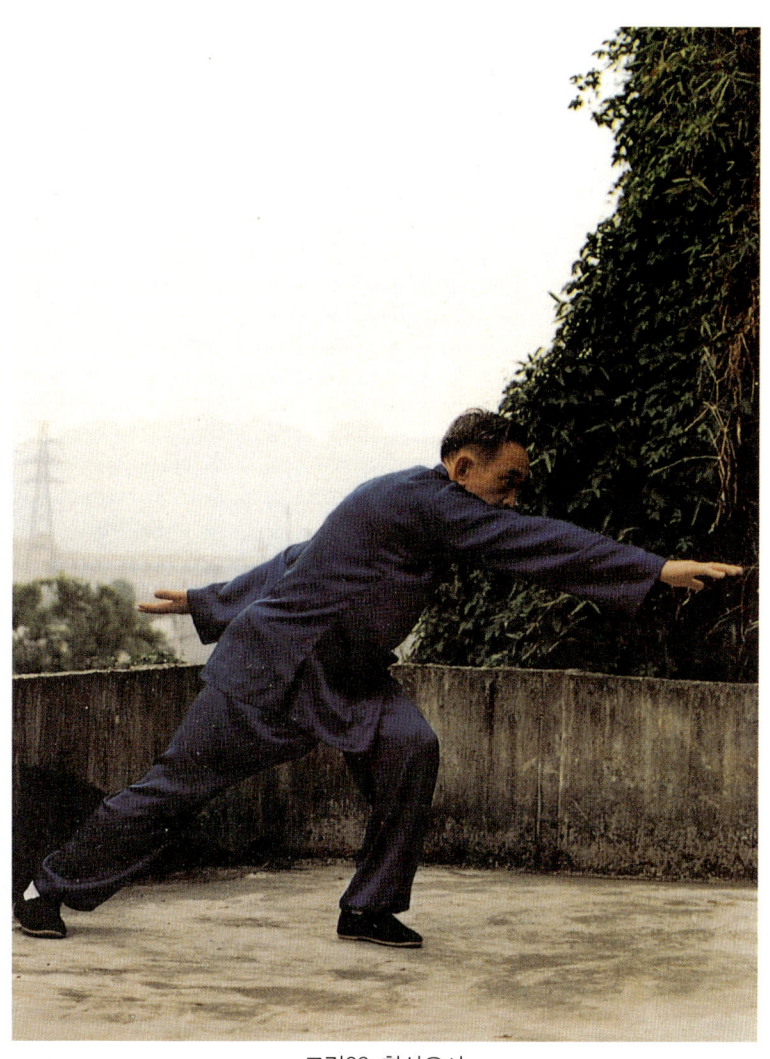

그림29. 학선우시

## 8. 우선녹분(右旋鹿奔) : 사슴이 오른쪽으로 돌아서 달리다.

(북쪽을 향한다.)

- (앞 자세에 이어서) 상체는 계속 아래로 숙이면서 오른쪽으로 돈다.
- 오른손은 자세의 변화에 따라 오른쪽 뒤편으로 돌리고 우후방에 이르렀을 때 곧 손목을 돌리면서 손끝을 오므리고 어깨는 내리고 팔을 돌려 오른쪽 겨드랑이 아래를 지나서 오른쪽 어깨 앞쪽 부분에 놓는다.
- 왼손등은 허리 중간에 있는 명문혈(命門穴)에 갖다댄다.
- 머리는 약간 오른쪽으로 기울이고 왼쪽 눈은 오른손의 결(訣)을 주시한다. 동시에 양쪽 발끝은 오른쪽 방향으로 돌린다.
- 오른쪽 다리는 무릎을 굽혀 안정된 자세를 취하고 왼발 끝은 땅에 수직으로 대어 힘을 실어주고 무릎을 굽혀 아래로 꿇는 자세를 취한다.
- 오른쪽 앞다리에 힘을 싣고 왼쪽 뒷다리에는 힘을 싣지 않는 등보식(蹬步式) 자세를 취한다. 계속 미려를 중심으로 위 아래로 24번 굴러준다.(그림 30)

## 9. 노호수산(怒虎搜山) : 성난 호랑이가 산을 훑어보다.

- (앞 자세에 이어서) 양 다리를 곧게 펴고 몸을 일으켜 바로 선다.
- 오른발이 앞쪽에 오고 왼발이 뒤에 와서 똑바로 서는(右前左後) 장보식(樁步式) 자세를 만든다.
- 중심은 양 다리 중앙에 놓이게 한다. 양 손의 자세는 변하지 않는다.

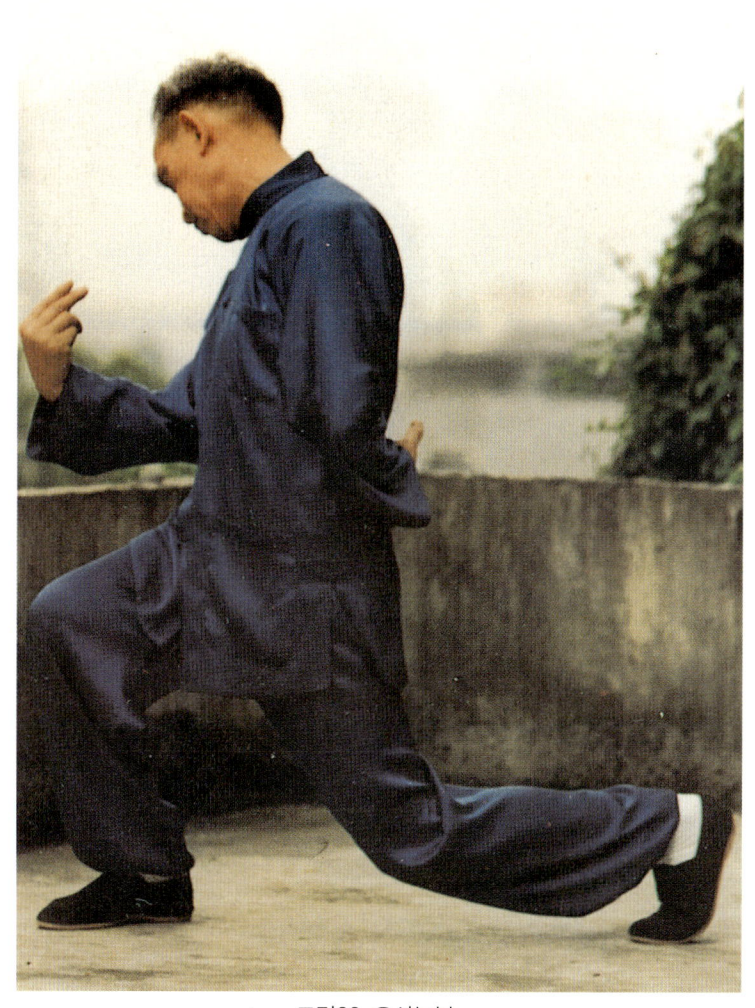

그림30. 우선녹분

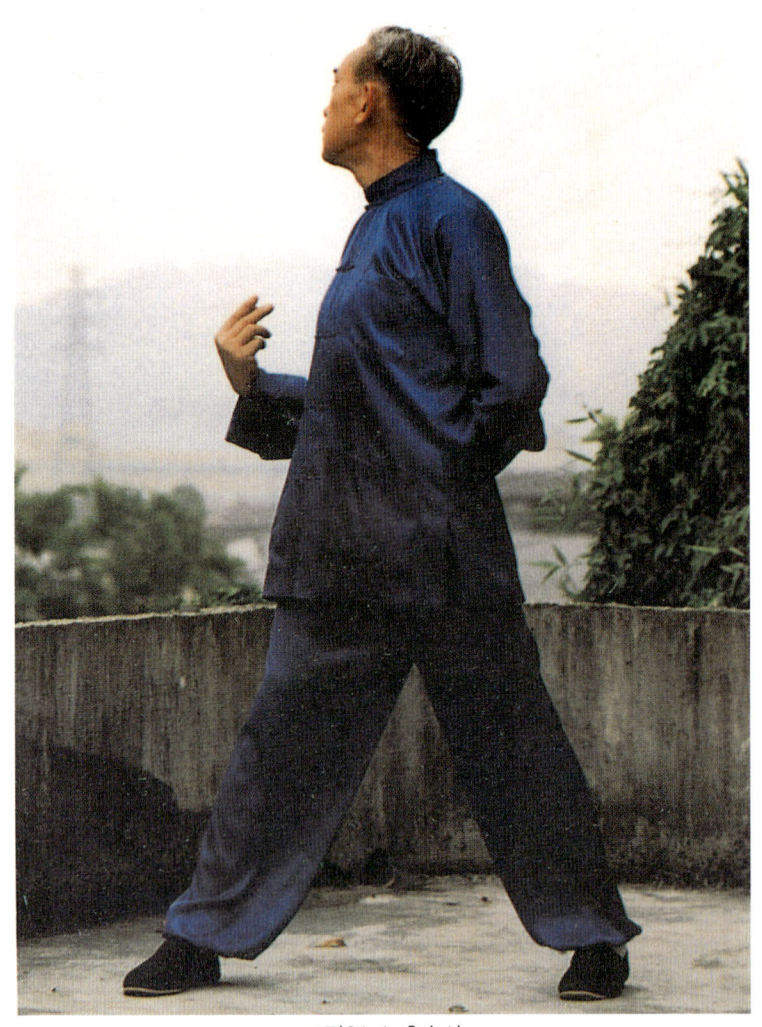

그림31. 노호수산

- 상체는 먼저 왼쪽을 향해서 돌리고 다시 오른쪽으로 돌아온다.
- 두 눈은 몸의 움직임에 따라 정신을 집중하여 좌우로 둘러본다. 마치 호랑이가 물건을 찾는 형상과 같다.

 (그림31)

## 10. 원서우비(猿舒右臂):
### 원숭이가 오른팔을 펴다.

- (앞 자세에 이어서) 오른발 끝을 약간 오른쪽으로 벌리고 몸은 약간 오른쪽으로 튼 다음, 체중을 앞으로 이동시켜 오른쪽 다리로 옮긴다.
- 왼발은 동작의 흐름에 따라 오른발 옆쪽에 나란히 놓고 반듯이 선다.
- 오른손은 손끝을 오무리고 팔을 들어 위로 뻗고 왼손은 아래로 내린다.
- 머리는 약간 올리고, 눈은 오른손을 본다.
- 몸을 쭉 늘리고 오른쪽 폐를 편다.

 (그림32)

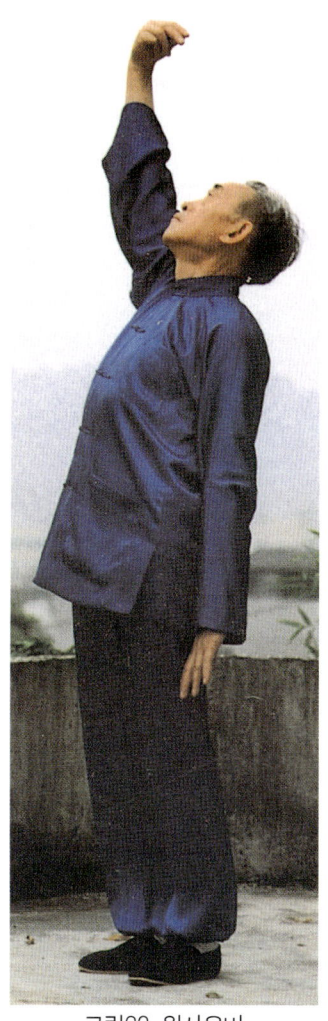

그림32. 원서우비

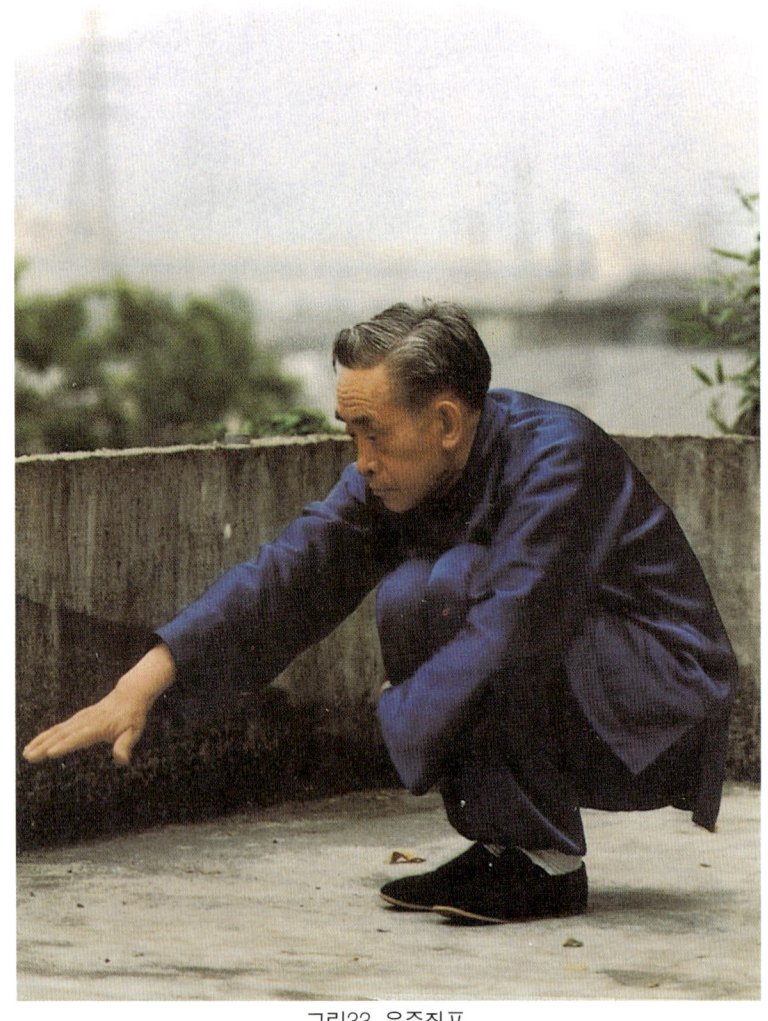

그림33. 웅준좌포

**11. 웅준좌포(熊蹲左抱)** : 곰이 쭈그리고 앉아 왼쪽으로 감싸 안다.

- (앞 자세에 이어서) 상체는 나선형을 그리면서 천천히 무릎을 굽혀 아래로 웅크리 듯 앉는다. 이때 오른손은 방향을 바꾸어 동작의 흐름에 따라 내려 오른쪽 무릎 앞에 놓는다.
- 왼손은 양 무릎을 동그랗게 싸안는다.
- 가슴 복부로 하여금 최대한 대퇴부와 밀착시킨다.
- 눈은 오른손을 본다. 계속해서 미려를 중심으로 삼아 쪼그린 상태에서 위 아래로 24번 굴러준다. (그림33)

**12. 백학포흉(白鶴抱胸)** : 백학이 가슴을 감싸 안다.

- (앞의 자세에 이어서) 오른손은 허리와 사타구니 힘으로 뒤쪽을 향하여 수평의 높이로 빙 돌린 다음 앞쪽으로 훑듯이 돌아오면서 오른쪽 옆구리 아래를 통과하여 왼쪽 어깨를 덮어 싸안는다.
- 왼손은 동작의 흐름에 따라 오른쪽 어깨를 덮어 싸안는다. 그리고 다리를 곧게 세우고 몸은 활 모양

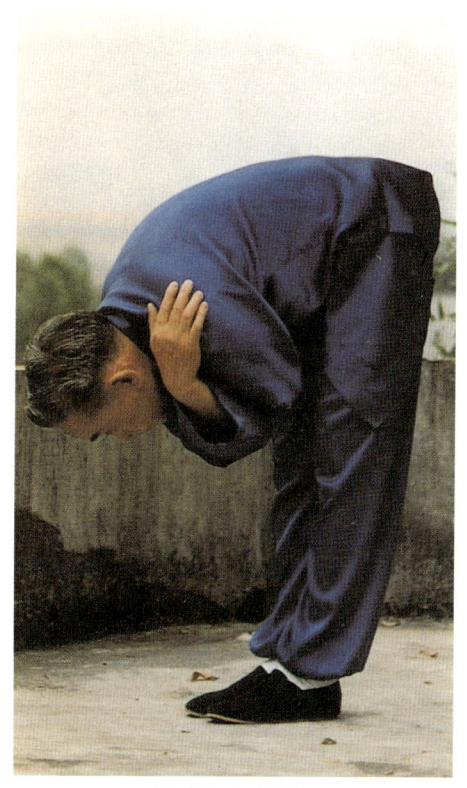

그림34. 백학포흉

으로 구부린 채 위로 일으킨다.
- 상체는 앞으로 구부려서 아래로 내려다보고 양 손은 양 어깨를 꽉 껴안는다.
- 머리는 아래로 수직으로 늘어뜨린다.(그림34)

### 13. 영원적과(靈猿摘果) : 영민한 원숭이가 과일을 따다.

- (앞 자세에 이어서) 허리를 서서히 위로 향하여 반듯하게 일으켜 세운다.
- 왼발을 좌전방으로 1보 내딛는다.
- 양 다리는 쭉 뻗어 좌전우후(左前右後)의 직립보(直立步)를 취한다. 동시에 왼손은 오른쪽 팔꿈치 바깥쪽을 지나 좌상방으로 손의 방향을 바꿔 주면서 쭉 뻗는다.
- 오른손은 가슴 앞으로 해서 오른쪽 옆구리 아래를 지나 우측 후하방으로 가서 손을 뒤집어 뻗친다.
- 눈은 왼손을 본다.(그림35)

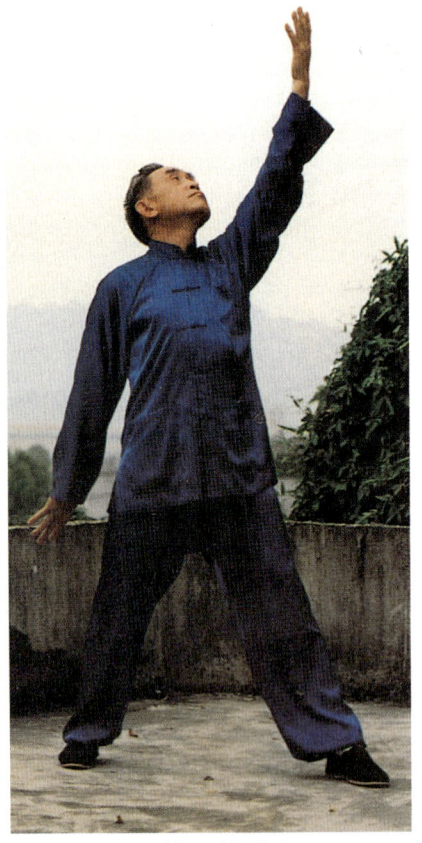

그림35. 영원적과

# 제4절 대붕전시 (大鵬展翅) : 대붕이 날개를 펴다.

## 一. 자세의 모양과 의미

어깨를 선회하고 다리를 돌리며 호랑이가 폐를 편다. 팔을 들고 손목을 움직여 원숭이가 삼초를 다스린다. 머리를 들고 하늘을 바라보며 사슴이 목을 휘게 한다. 무릎을 감싸안고 몸을 웅크리고 앉아 곰이 오장육부를 꿈틀거리게 한다.

## 二. 효능

삼초를 다스리고 비위를 조절하고 내장을 꿈틀거리게 하며 관절을 움직이고 허리와 몸을 끌어 당긴다. 모든 관절을 움직인다.

## 三. 자세동작

### 1. 호선우좌(虎旋右坐) : 호랑이가 돌아서 오른쪽으로 앉다.

- (앞 동작에 이어서) 상체를 오른쪽으로 돌린다. 양쪽 발끝은 오른쪽을 향해 돌려서 이동한다.
- 오른쪽 다리는 무릎을 굽히고 실하게 힘을 싣는다. 동시에 왼손은 동작의 흐름에 따라 아래로 누르듯 내리다가 오른쪽 무릎 위에 덮어 준다.

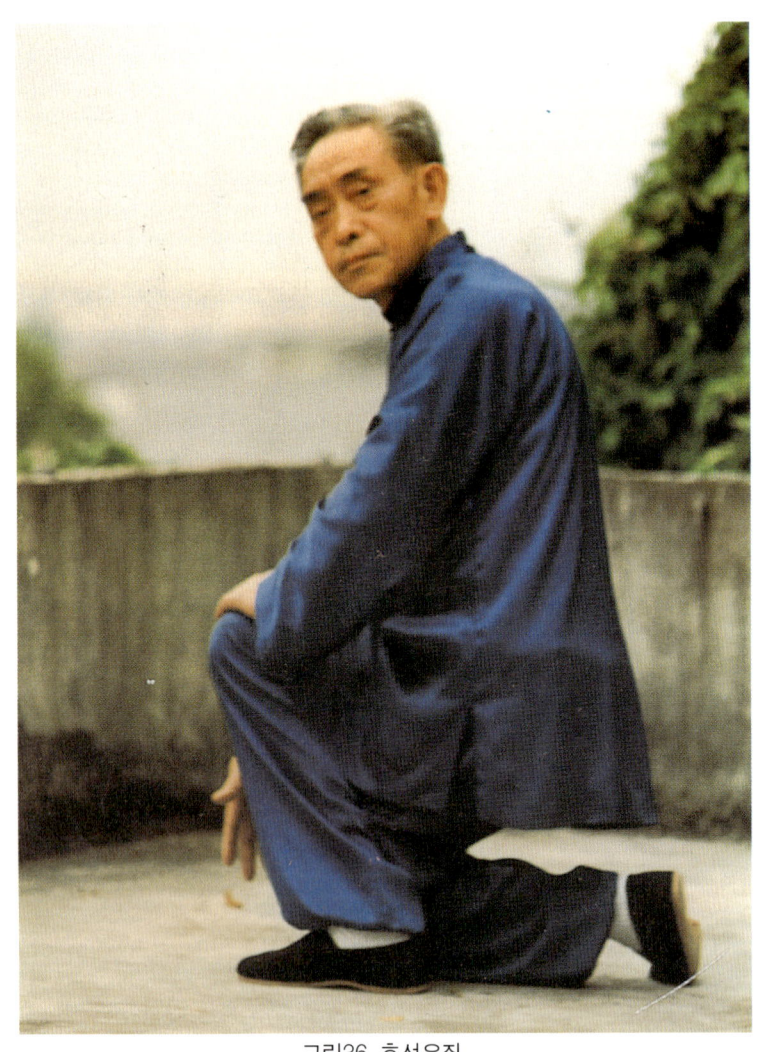

그림36. 호선우좌

- 오른손은 손가락을 자연스럽게 펴고 오른쪽 다리 바깥쪽에 곧게 드리워 둔다.
- 왼쪽 발꿈치는 들어서 땅에서 떨어지게 하고 끝발가락 두 개만으로 힘을 받아준다.
- 무릎은 굽혀 오른쪽 다리 아래에서 받치고 버티면서 앉는다.
- 눈은 앞을 바라본다.(그림36)

2. 원섬좌반(猿閃左盤) : 원숭이가 재빨리 왼쪽으로 돌아앉다.

- (앞 동작에 이어서) 오른쪽 다리를 세우면서 몸을 일으키고 바로 선다.
- 상체는 왼쪽을 향해 계속 돈다. 이때 양쪽 발끝도 왼쪽을 향해 돌아간다.
- 왼발은 무릎을 굽히고 실하게 힘을 실어 받아준다.
- 오른쪽 발꿈치는 들고 발의 네 번째, 다섯 번째 발가락만으로 힘을 받쳐 주며 무릎을 굽혀 왼쪽 허벅지 아래에 받치면서 앉는다.

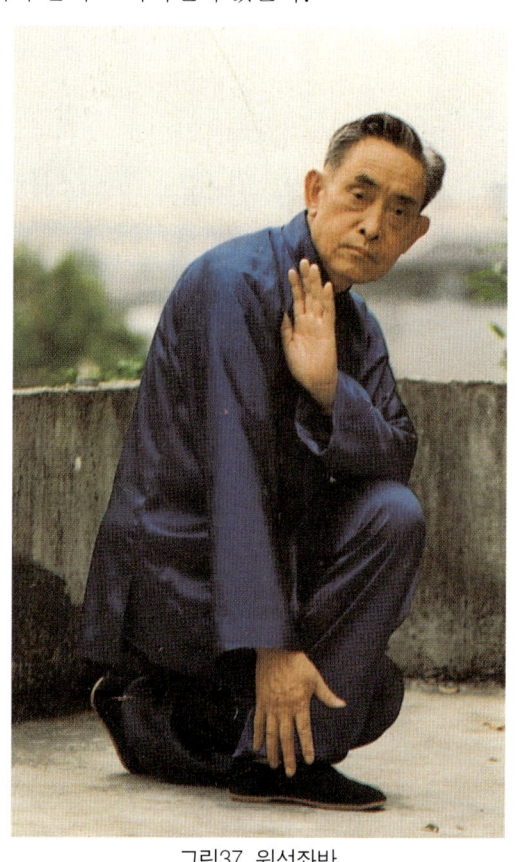

그림37. 원섬좌반

- 동시에 두 손은 동작의 흐름에 따라 몸과 함께 돈다.
- 오른손은 손가락을 늘어뜨려 왼쪽 다리 안쪽에 내려 놓는다. 왼손은 손바닥을 세워서 오른쪽 어깨 앞에 놓는다.
- 손바닥은 바깥을 향하게 하고, 눈은 앞을 본다.(그림37)

3. **금계독립(金鷄獨立)** : 금계가 외발로 서다.

- (앞 자세에 이어서) 오른쪽 다리는 앞쪽을 향해서 왼발과 나란히 놓아 병보(倂步) 자세를 취하여 힘을 실어준다.
- 몸을 일으켜 위로 일어서며 바로 선다. 왼쪽 다리를 왼쪽을 향하도록 비스듬히 서면서 아래로 곧게 뻗어준다.
- 그런 후에 허벅지가 수평이 되도록 무릎을 들어 올린다. 발끝은 아래를 향한다. 동시에 오른손은 물건을 잡는 듯한 형상을 취하고 높이는 오른쪽 어깨 앞까지 이르도록 한다.

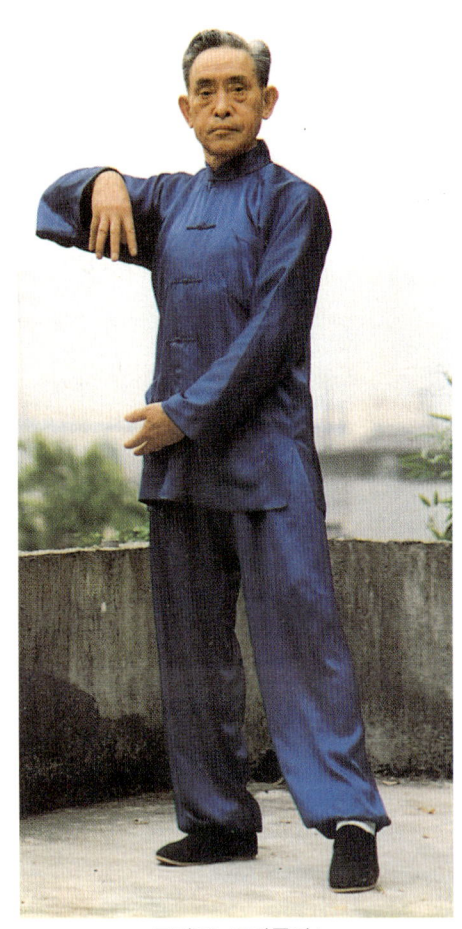

그림38. 금계독립1

- 왼손은 손바닥을 위로 향하게 해서 오른쪽 옆구리 아래 가로로 놓아서 오른손과 서로 마주하게 한다.
- 눈은 앞을 본다.(그림38, 39)

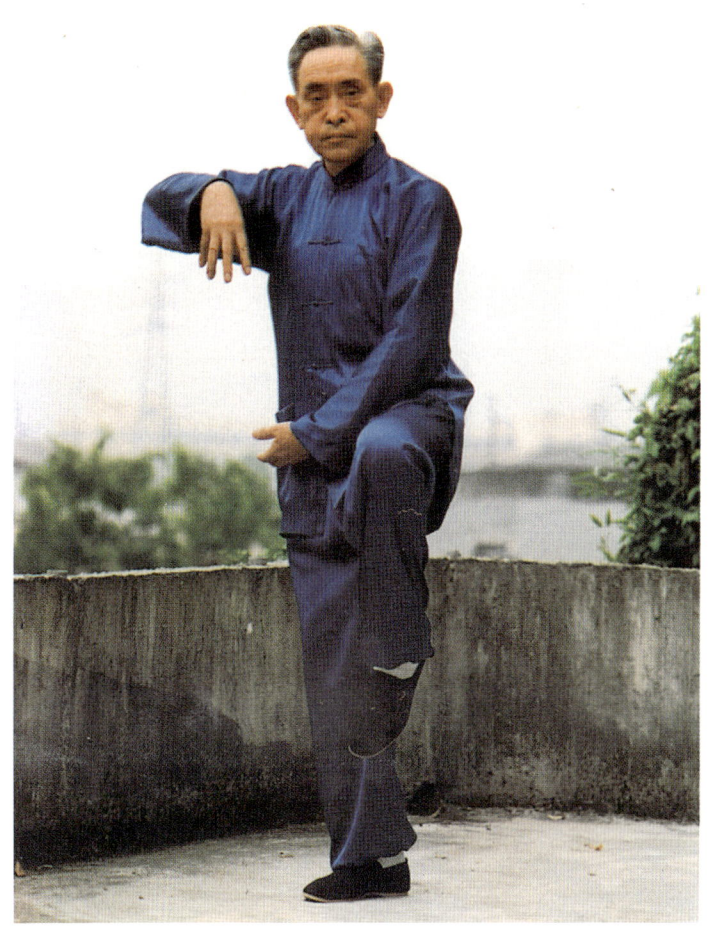

그림39. 금계독립2

## 4. 영원지일(靈猿指日) : 영민한 원숭이가 해를 가리키다.

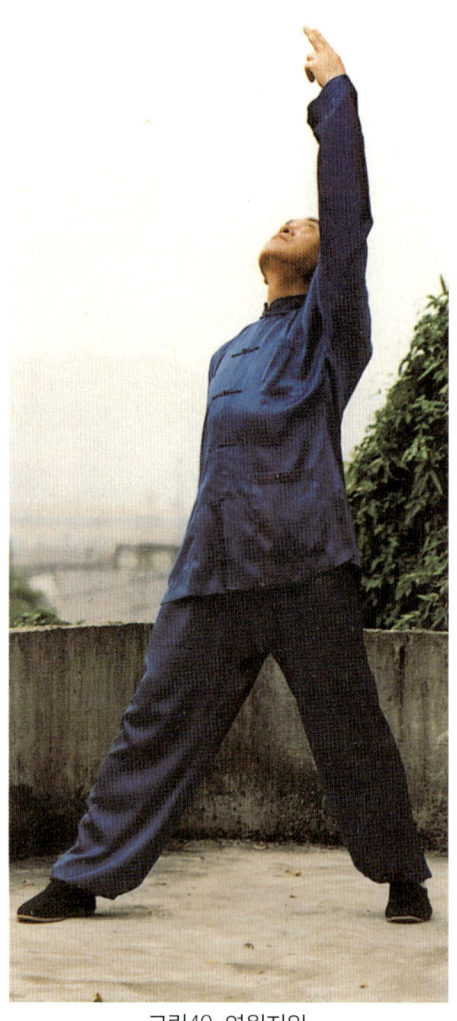

- (앞 자세에 이어서) 왼손은 검결(劍訣)로 만들어 팔을 위로 올리면서 쭉 펴준다.
- 동시에 왼발을 뒤로 내뻗어 좌후방으로 자리잡게 한다.
- 양 다리는 곧게 펴 똑바로 선다.
- 오른손은 자세의 흐름에 맞춰 우하방을 향해 곧게 뻗어준다.
- 머리는 위로 올려다 보고 눈은 왼손 검결을 주시한다.(그림40)

그림40. 영원지일

5. **녹앙회고(鹿仰回顧)** : 사슴이 우러러 뒤돌아보다.
- (앞의 자세에 이어서) 상체를 앞으로 구부린 다음 왼쪽으로 몸을 돌린다.
- 오른쪽 다리는 처음에는 구부린 다음 다시 편다. 왼쪽 다리는 무릎을 굽히며 힘을 실어 준다. 중심은 왼쪽 다리에 두도록 한다.
- 동시에 왼손은 동작의 흐름을 따라 손목을 돌리고 팔꿈치를 꺾어 왼쪽 옆구리 아래로부터 좌측 후상방으로 팔을 돌리면서 쭉 뻗는다.
- 오른손은 손바닥을 뒤집어서 왼쪽 어깨 앞에 가로로 놓는다.
- 머리와 목을 뒤로 돌려 왼손을 올려본다. (그림41)

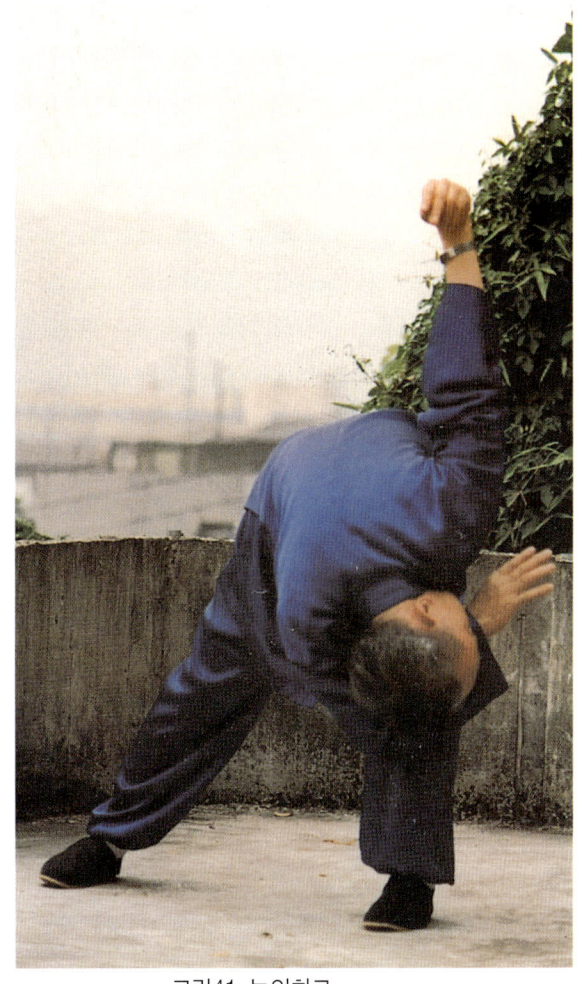

그림41. 녹앙회고

## 6. 웅운요과(熊運腰胯) : 곰이 허리와 사타구니를 움직이다.

- (앞 자세에 이어서) 허리를 아래로 내리면서 오른쪽으로 돌린다.
- 오른손은 바깥쪽으로 펼치며 돌아가는 몸의 흐름에 따라서 왼쪽에서 우후방으로 원을 그리며 빙 돌린 다음, 팔을 돌려 손바닥이 위로 향하게 하면서 오른쪽 옆구리 밑에 가로로 놓는다.
- 이때 왼손은 어깨의 힘을 풀고 팔꿈치는 구부린 채로 손목을 돌려서 왼쪽 겨드랑이를 빠져나와 손바닥을 뒤집어 오른쪽 어깨 앞에 놓는다.
- 눈은 오른쪽 어깨를 본다. 곧 이어서 허리를 왼쪽으로 돌려서 중심을 왼쪽 다리에 가게 한다.

(그림42, 43)

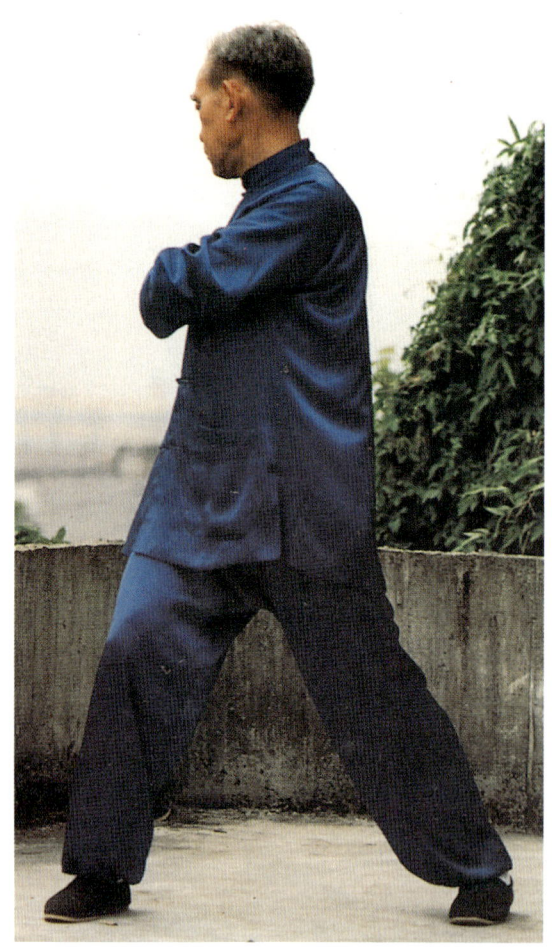

그림42. 웅운요과1

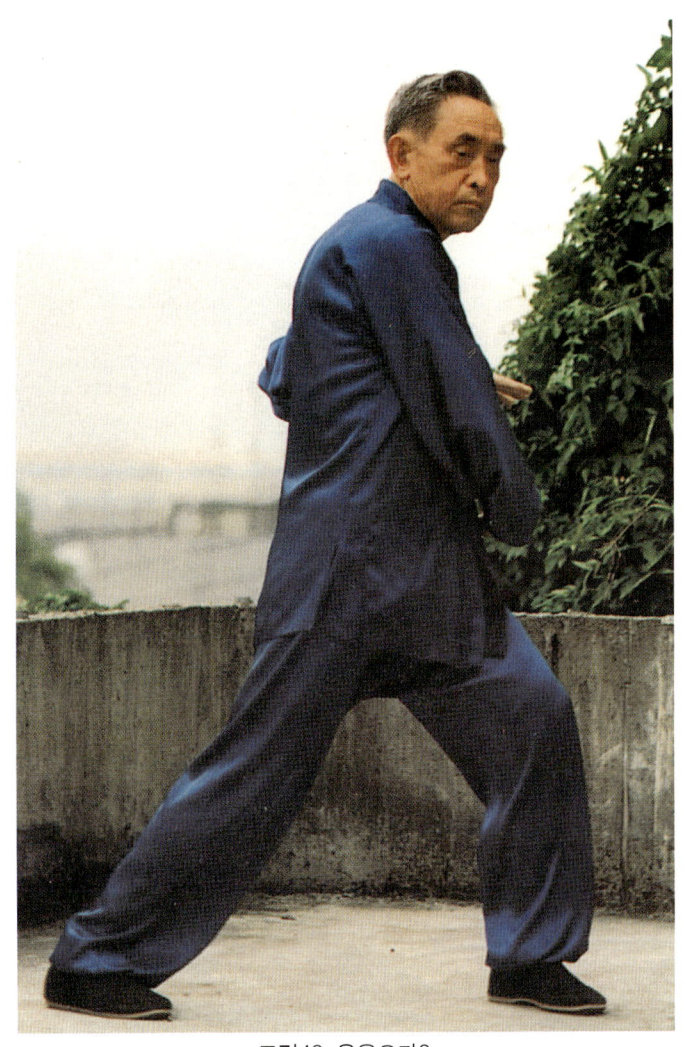

그림43. 웅운요과2

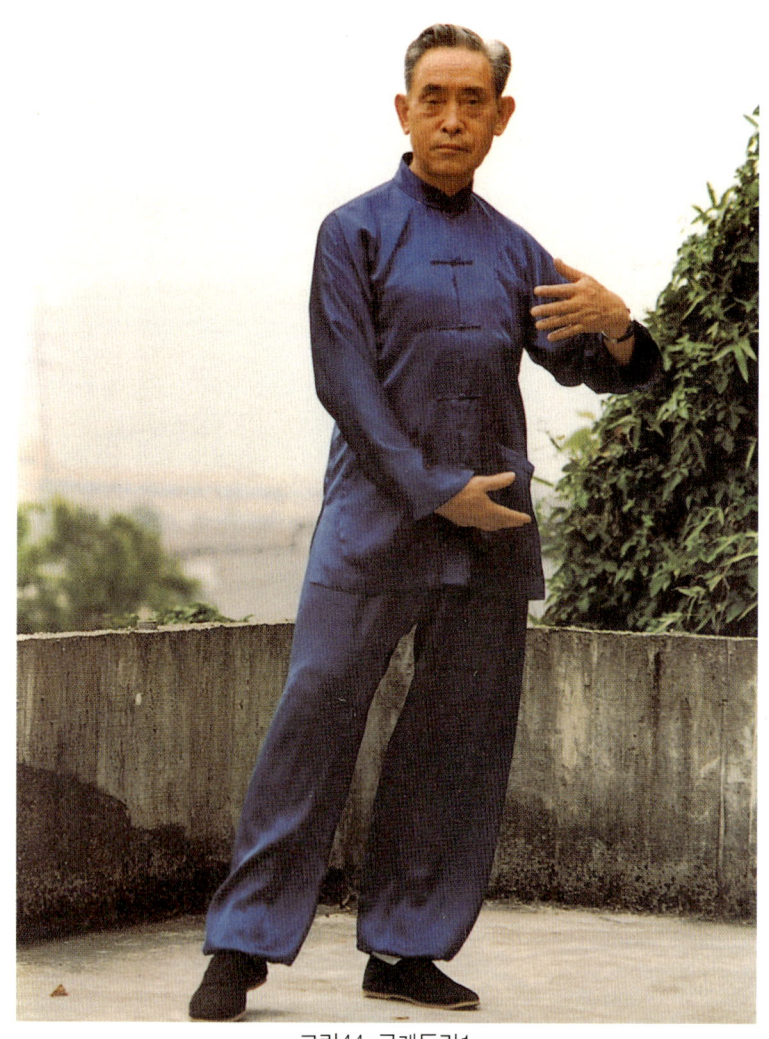

그림44. 금계독립1

## 7. 금계독립(金鷄獨立) : 금계가 외발로 서다.

- (앞 자세에 이어서)
  상체는 뒤로 당기면서 오른쪽으로 튼다.
- 동시에 오른쪽 다리는 몸의 흐름에 따라 거두어 들여 왼발 안쪽까지 돌려 거두어 들인다. 다시 오른쪽 무릎을 굽혀 허벅지와 수평이 되게 올린다. 발끝은 아래를 향한다.
- 오른손은 손바닥을 세우고 팔꿈치는 늘어뜨려 오른쪽 무릎 위에 놓는다.
- 왼손은 사타구니 아래로 늘어뜨린다.
- 눈은 오른손의 중지를 본다.
  (그림44, 45)

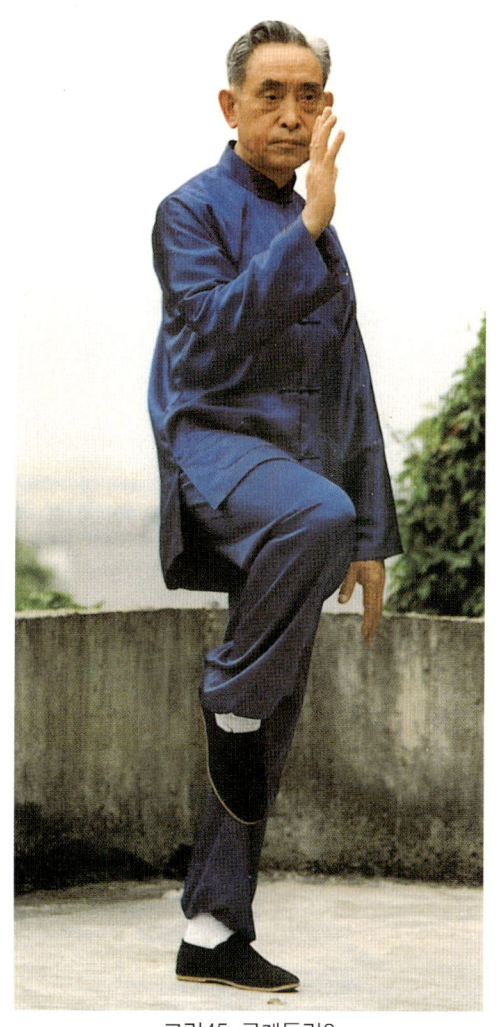

그림45. 금계독립2

## 8. 서우망월(犀牛望月) (右) : 물소가 달을 쳐다보다. (오른쪽)

- (앞 자세에 이어서) 오른발은 우후방으로 내치듯 뻗어주며 땅을 딛는다.
- 상체를 비스듬히 측면 쪽으로 돌려 아래로 기울이며 오른쪽으로 돈다.
- 양쪽 발끝도 몸의 동작을 따라 오른쪽으로 돌리고 오른쪽 다리는 무릎을 굽히며 힘을 실어 주어 오른발이 앞쪽, 왼발이 뒤에 오는 궁보식(弓步式)을 취한다.
- 동시에 오른손은 몸을 숙이고 오른쪽으로 돌 때 함께 돌아 오른 무릎 바깥쪽 측면에 이르렀을 때 허리와 다리의 힘으로 몸을 당겨 끌어올리고 손등을 이마에 갖다 댄다.
- 뒤를 향해 머리를 들어 위를 우러러 보고 허리를 뒤로 휘게 한다.
- 왼손등은 반대로 허리 뒤쪽 명문혈에 갖다댄다.
- 눈은 후상방의 하늘 끝을 바라본다.
- 기관지와 식도를 최대한 길게 늘여 확장시켜 준다.(그림46)

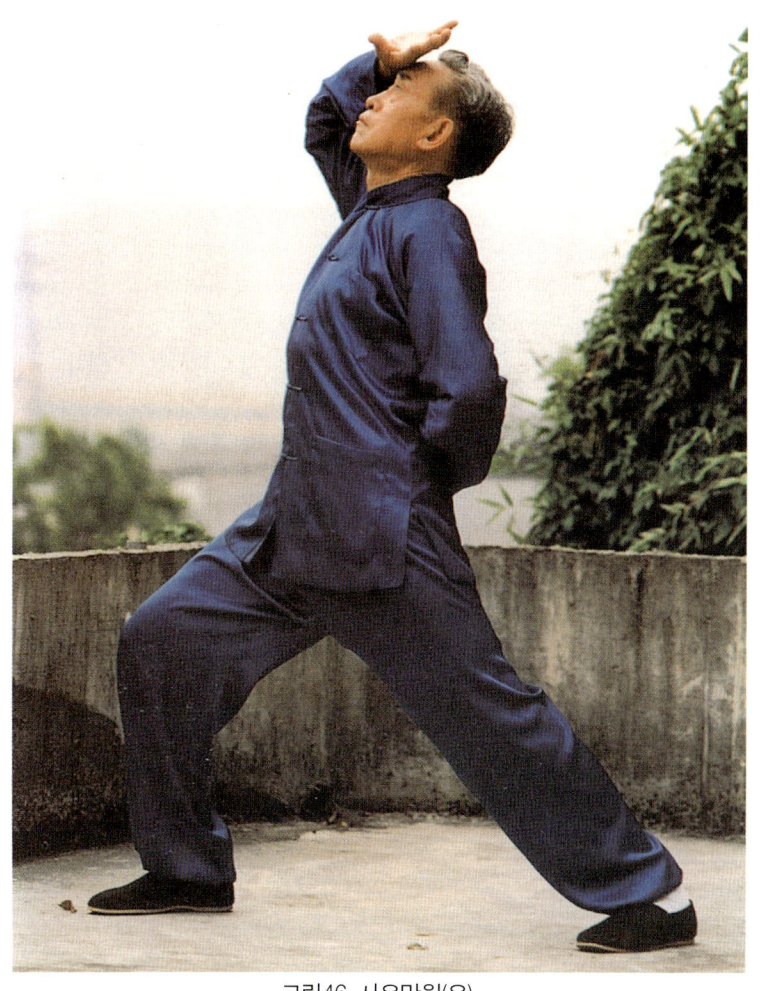

그림46. 서우망월(우)

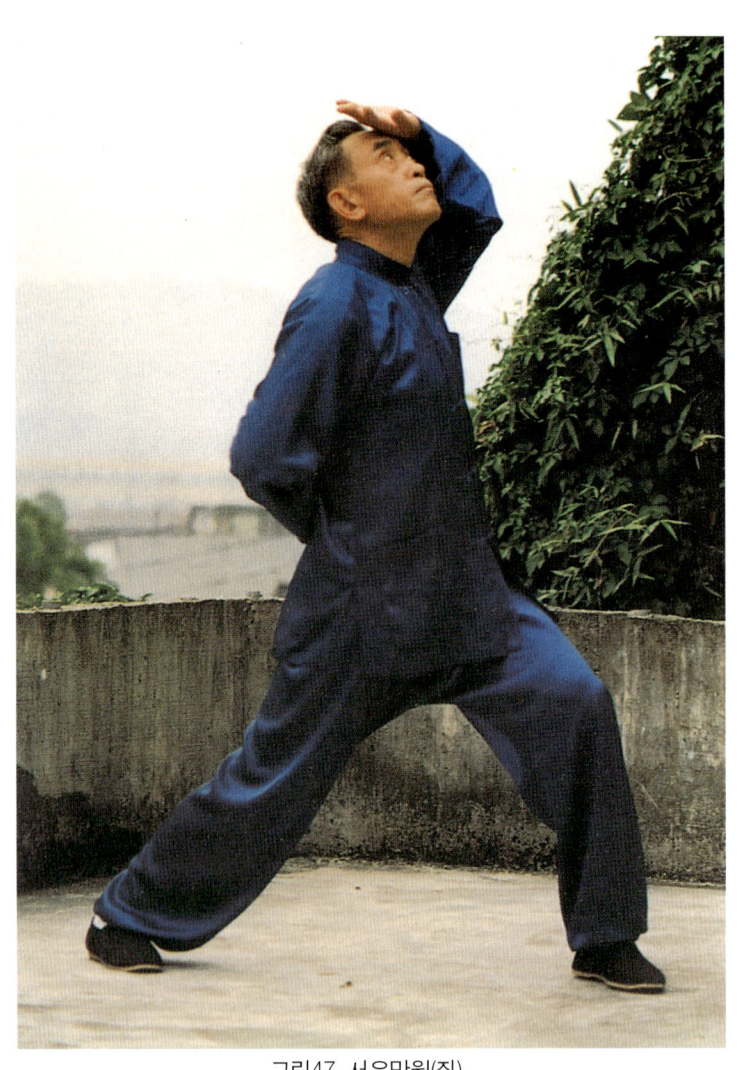

그림47. 서우망월(좌)

## 9. 서우망월(犀牛望月) (左) : 물소가 달을 쳐다보다. (왼쪽)

- (앞 자세에 이어서) 허리를 비스듬히 옆으로 틀어 오른쪽 앞쪽을 향해 아래로 구부리면서 왼쪽으로 돈다.
- 두 발끝은 동작의 흐름에 따라 왼쪽으로 차례로 돌려 앞쪽의 왼쪽 다리가 실하고 뒤쪽의 오른쪽 다리는 허한[前左實後右虛] 궁보식(弓步式)을 이룬다.
- 동시에 오른손은 오른쪽 측면 아래 방향으로 곧게 뻗어 내리고, 왼손은 왼쪽 뒤로 펼친다.
- 허리를 숙이고 돌아 왼쪽 무릎 바깥쪽에 이르렀을 때 왼손은 몸을 따라 뒤로 젖혀 바라보며 손등을 이마에 갖다댄다.
- 오른손등은 반대로 허리 뒤쪽 명문혈에 갖다댄다. 머리를 젖혀 목을 늘여 주고 눈은 후상방의 하늘 끝을 주시한다.(그림47)

## 10. 백학포단(白鶴抱丹) : 백학이 단전을 감싸다.

- (앞 자세에 이어서) 상체를 앞으로 기울이면서 몸을 아래로 숙여 오른쪽으로 돌고 이어서 몸을 위로 일으켜 세운다.
- 이때 양쪽 발끝은 오른쪽으로 돌려 주고 두 손은 몸을 일으키는 자세를 따라 앞으로 쭉 내밀어서 마주한 다음 겹친 채로 아랫배 앞에 놓는다.
- 오른쪽 다리는 무릎을 굽히며 실하게 무게를 실어 준다.
- 왼발 뒤꿈치는 들어올리고 발끝을 땅에 대며 무릎을 구부려 꿇는다. 위 아래로 24번 움직인다.

- 머리를 바로 하며 목을 세우고 몸의 힘을 빼며 정신을 집중한다.
- 눈은 앞을 바라본다.(그림48)

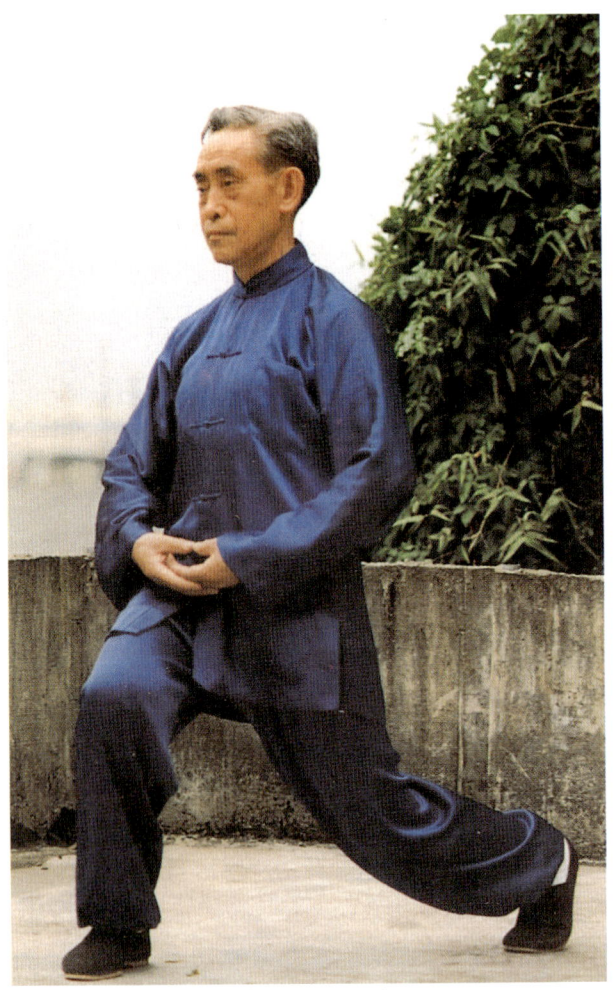

그림48. 백학포단

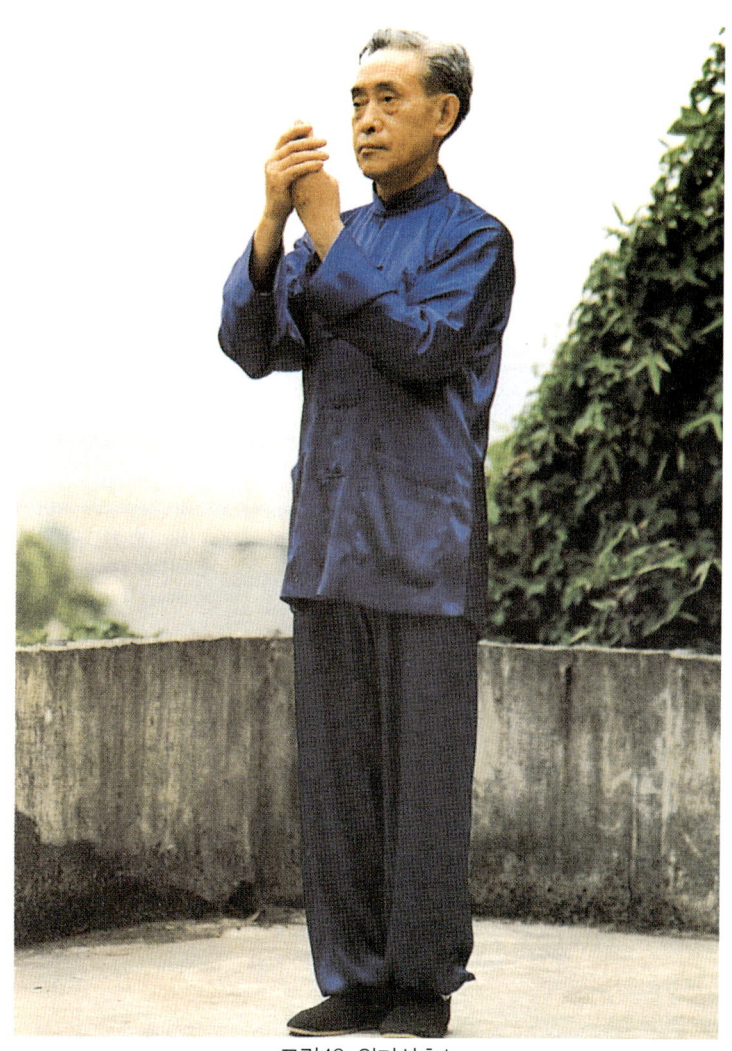

그림49. 원리삼초1

## 11. 원리삼초(猿理三焦) : 원숭이가 삼초를 다스리다.

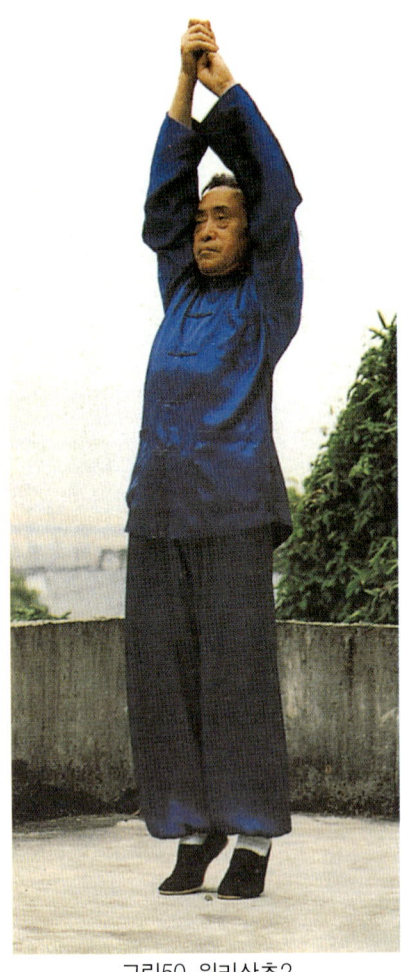

그림50. 원리삼초2

- (앞 자세에 이어서) 왼발을 앞으로 옮겨 오른발과 가지런히 놓는다.
- 몸을 일으키며 양 발뒤꿈치를 든다. 동시에 몸을 일으켜 위쪽으로 두 팔을 곧게 편다.
- 오른손은 왼손의 다섯 손가락을 감싸쥐고 틀면서 올린다. 이어서 팔을 좌우로 나누어 벌리고 아래로 내린다.
- 상체를 앞으로 구부리며 발꿈치를 땅에 댄다.
- 양 손끝을 발끝과 맞댄 후에 다시 앞 동작과 같이 몸을 일으켜 팔을 뻗어주며 손가락을 감싸쥐고 위로 뽑아낸다.
- 발꿈치는 들어올린다. 발끝에 힘을 실어 체중을 부담시킨다.
- 고개를 들어 눈은 두 손을 본다. (그림49, 50)

## 12. 웅연장부(熊蠕臟腑) : 곰이 내장을 꿈틀거리게 하다.

- (앞 자세에 이어서) 양 발꿈치를 천천히 내려 땅에 닿게 한다.
- 허리는 반듯이 펴서 천천히 아래로 내린다.
- 무릎을 굽혀 아래로 웅크리고 앉는다.
- 이때 양 손은 동작의 움직임을 따라 아래로 떨어뜨리고 왼손은 위로 오른손은 아래로 해서 두 무릎과 몸을 밀착되게 꼭 껴안는다.
- 두 눈은 앞을 본다.(그림51)

## 13. 맹호하산(猛虎下山) : 용맹한 호랑이가 산을 내려오다.

- (앞 자세에 이어서) 중심은 오른쪽 다리에 두고 몸을 일으켜 위로 들어올린다.
- 왼발은 좌전방으로 내뻗으며 차주고 내린다. 땅에 닿을 때에는 무릎을 굽혀 힘을 실어 준다.
- 이때 손 동작은 손가락을 움켜쥐었다가 위로 발 동작과 동시에 치면서 벌려 준다.

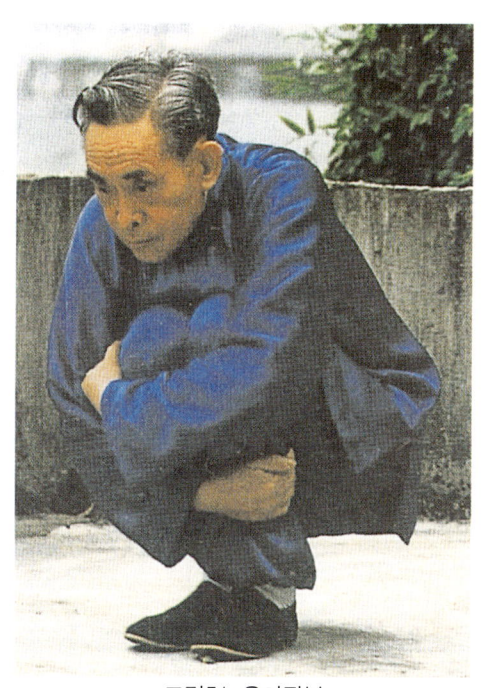

그림51. 웅연장부

- 허리를 구부리면서 손바닥을 아래로 향하게 하고 좌전방을 향해 엎드려 왼쪽 발끝 앞까지 나가도록 한다.
- 두 눈은 양 손 앞을 주시한다.(그림52)

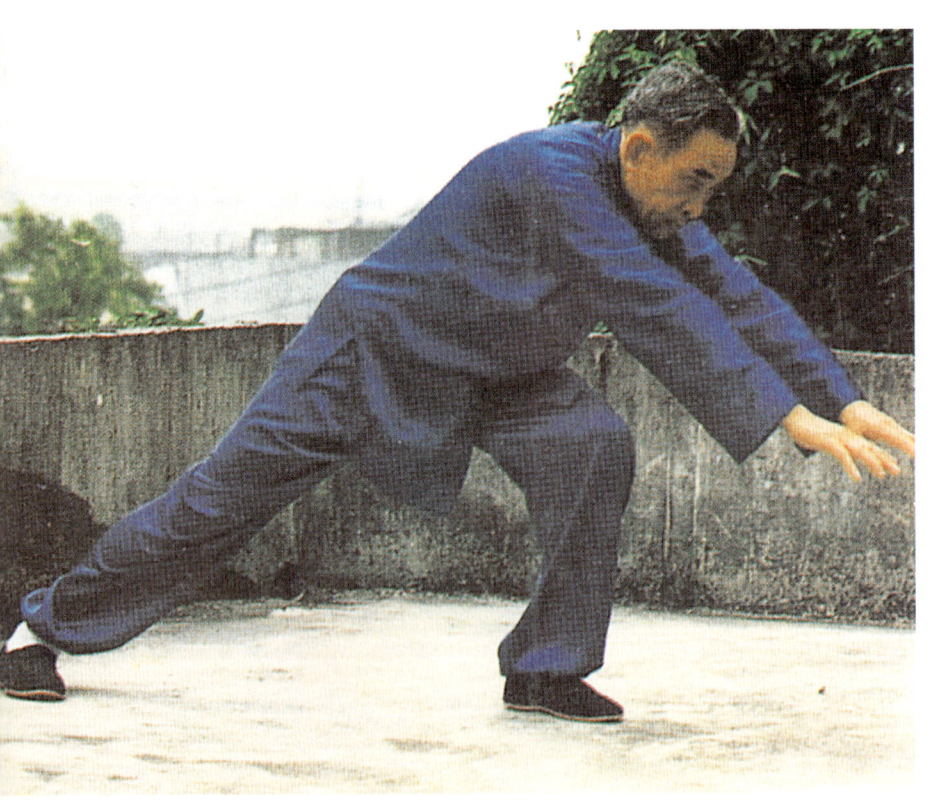

그림52. 맹호하산

## 14. 녹인우반(鹿引右盤) : 사슴이 끌어당기고 오른쪽으로 돌아앉다.

- (앞 동작에 이어서) 오른쪽 다리는 무릎을 굽혀 뒤로 앉고 왼쪽 다리는 곧게 편다.
- 동시에 상체는 동작을 따라 위로 일으켜 뒤로 젖힌다. 이때 두 손이 왼쪽 다리를 따라 복부를 거쳐 가슴 앞까지 이르렀을 때 왼손으로 오른손의 네 손가락(엄지손가락 제외)을 움켜쥐고 몸을 따라 머리 위까지 들어올린다.
- 손목을 돌리면서 뒤집어 손바닥이 위를 향해 곧게 떠받치듯 한다. 그런 다음 상체를 오른쪽으로 돌려 아래로 내려 앉는다.
- 오른발 끝을 오른쪽으로 옮기고 무릎을 굽혀 힘을 실어 준다.

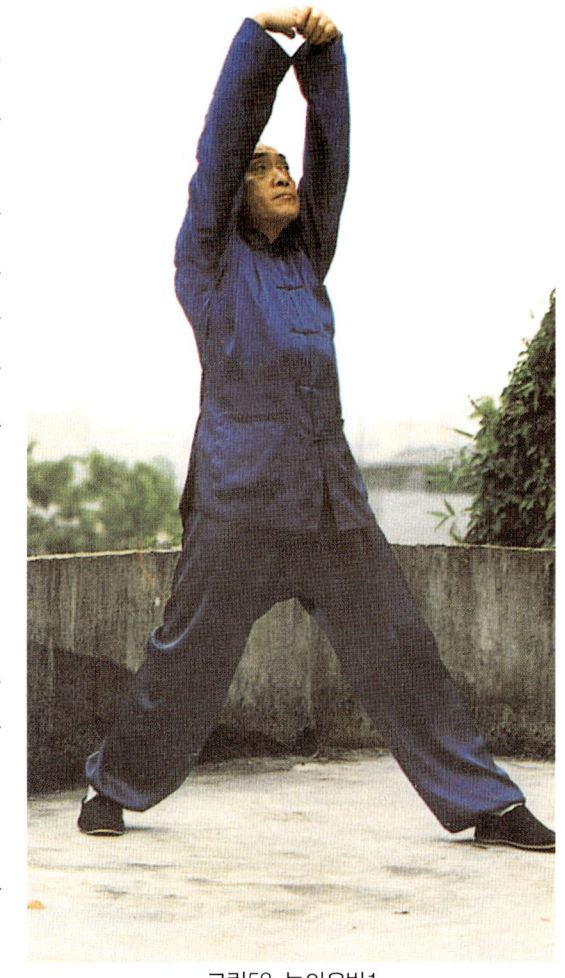

그림53. 녹인우반1

- 왼쪽 다리는 무릎을 굽혀 오른쪽 무릎 아래에 구부려 앉는데 이때 바깥쪽의 세 발가락을 땅에 닿게 한다.
- 오른손은 손바닥을 늘어뜨려 오른쪽 다리 바깥쪽 옆에 둔다.
- 왼손 바닥은 오른쪽 무릎을 감싸덮는다.
- 머리는 왼쪽으로 돌리고 눈은 왼쪽을 본다. (그림53, 54)

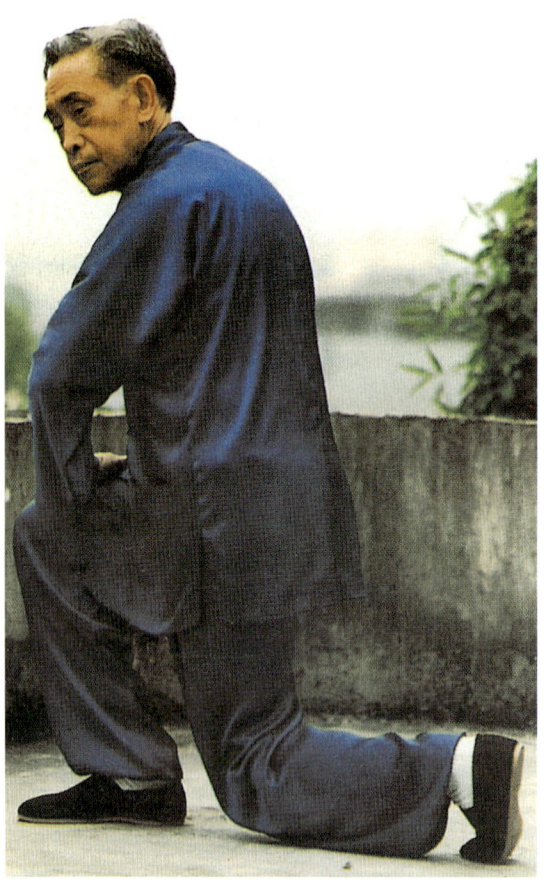

그림54. 녹인우반2

### 15. 백학요보(白鶴拗步) : 백학이 꼬듯이 걷다.

- (앞 동작에 이어서) 몸을 일으켜 왼쪽으로 돈다. 좌상방 옆으로 발을 내딛는다.
- 두 다리는 왼쪽 다리가 위에 오른쪽 다리가 아래에 놓이게 서로 겹쳐서 아래로 내려 앉으면서 책상다리처럼 포개어 앉는다.
- 오른발은 바깥쪽의 세 발가락을 땅에 닿게 한다. 이때 발뒤꿈치는 위로 들리게 한다.
- 동시에 두 손을 왼쪽으로 돌려 왼쪽 사타구니 뒤쪽에 이르게 한다.
- 머리는 오른쪽으로 돌린다.
- 눈은 우전방을 바라본다. (그림55)

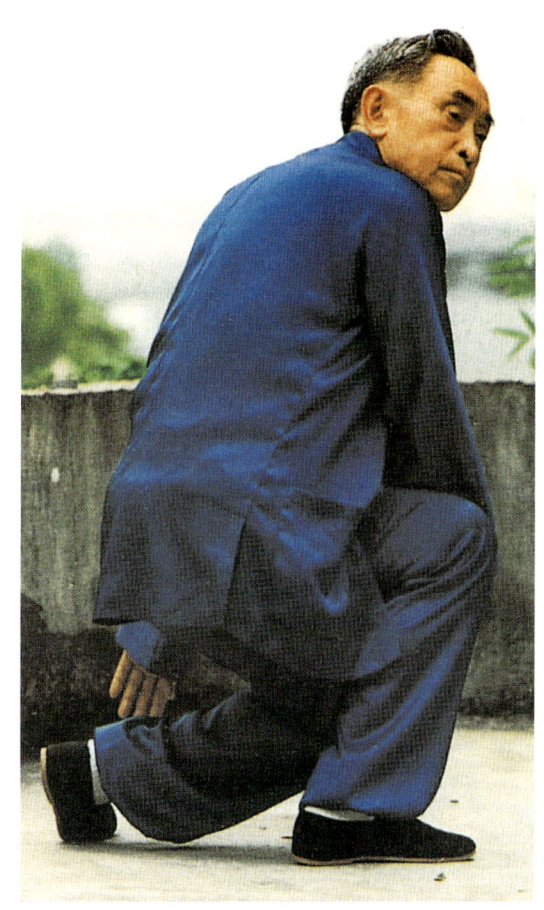

그림55. 백학요보

## 16. 웅고호거(熊靠虎踞) : 곰이 기대어 서고 호랑이가 걸터앉다.

- (앞 동작에 이어서) 우상방에 발을 내딛고 오른쪽 어깨는 아래에서부터 몸을 일으키면서 아래에서 위쪽으로 들어 버틴다.
- 그런 다음에 왼쪽으로 몸을 돌린다. 동시에 두 발끝을 왼쪽으로 돌린다.
- 왼쪽 다리는 무릎을 굽혀 앉아 체중을 떠받친다.
- 오른발 끝을 땅에 댄다. 발뒤꿈치는 들어올린다.
- 무릎을 굽혀 왼쪽 다리 뒤쪽 측면에 놓고 꿇어앉는다.
- 두 손은 동작을 따라 위로 펼쳤다가 왼쪽으로 돌리며 아래로 내린다.
- 오른손은 늘어뜨려 왼쪽 사타구니 안쪽에 놓고, 손바닥의 중심은 왼쪽으로 향하게 한다.
- 왼손은 팔꿈치를 구부리고 손을 세워서 오른쪽 볼 옆에 놓는다.

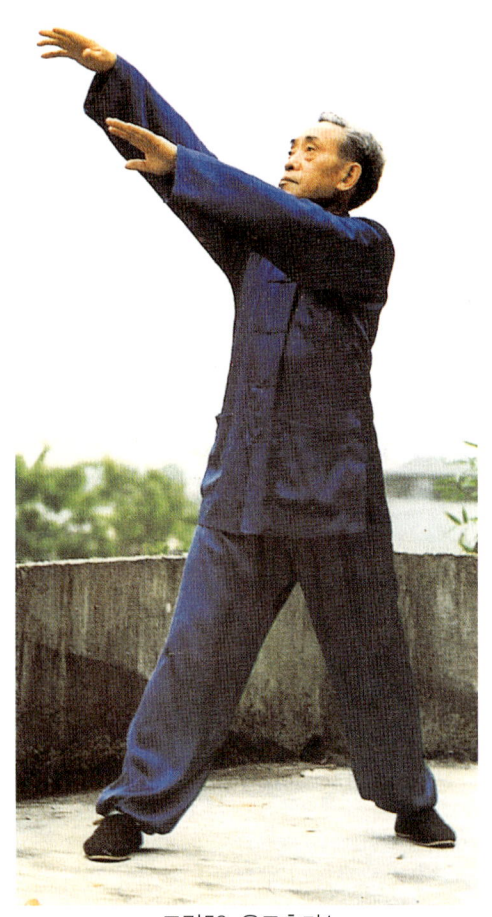

그림56. 웅고호거1

- 왼쪽 다리는 무릎을 굽혀 오른쪽 무릎 아래에 구부려 앉는데 이때 바깥쪽의 세 발가락을 땅에 닿게 한다.
- 오른손은 손바닥을 늘어뜨려 오른쪽 다리 바깥쪽 옆에 둔다.
- 왼손 바닥은 오른쪽 무릎을 감싸덮는다.
- 머리는 왼쪽으로 돌리고 눈은 왼쪽을 본다. (그림53, 54)

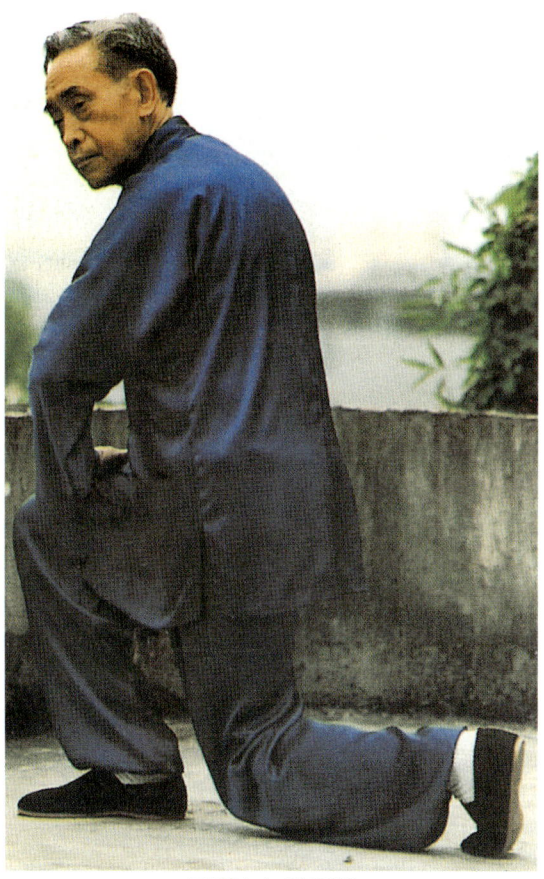

그림54. 녹인우반2

### 14. 녹인우반(鹿引右盤) : 사슴이 끌어당기고 오른쪽으로 돌아앉다.

- (앞 동작에 이어서) 오른쪽 다리는 무릎을 굽혀 뒤로 앉고 왼쪽 다리는 곧게 편다.
- 동시에 상체는 동작을 따라 위로 일으켜 뒤로 젖힌다. 이때 두 손이 왼쪽 다리를 따라 복부를 거쳐 가슴 앞까지 이르렀을 때 왼손으로 오른손의 네 손가락(엄지손가락 제외)을 움켜쥐고 몸을 따라 머리 위까지 들어올린다.
- 손목을 돌리면서 뒤집어 손바닥이 위를 향해 곧게 떠받치듯 한다. 그런 다음 상체를 오른쪽으로 돌려 아래로 내려 앉는다.
- 오른발 끝을 오른쪽으로 옮기고 무릎을 굽혀 힘을 실어 준다.

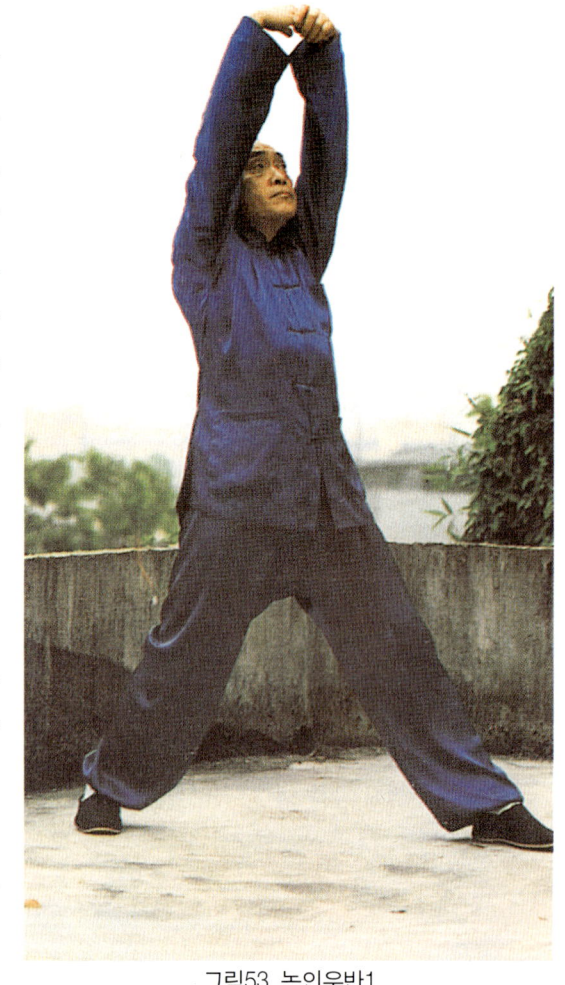

그림53. 녹인우반1

- 손바닥은 오른쪽을 향하고 눈은 앞을 본다.
- 몸은 느슨하고 바르게 한다.(그림56, 57)

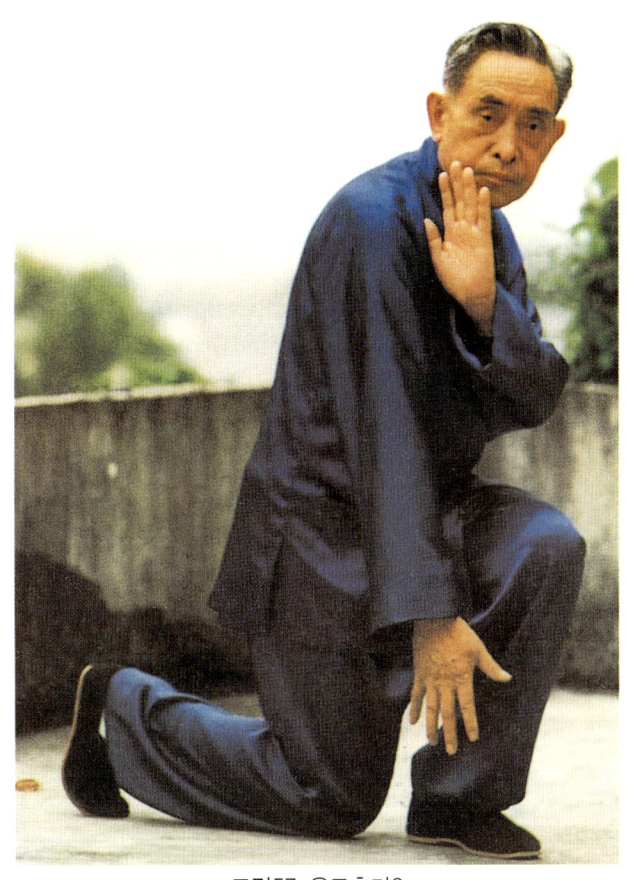

그림57. 웅고호거2

## 제5절 공작개병 (孔雀開屛) : 공작이 날개를 펴다.

### 一. 자세의 모양과 의미

허리를 구부리고 젖힌다. 머리를 들고 목을 휘게 한다. 손은 마치 곰이 거꾸로 오르듯 하고, 발은 호랑이가 모퉁이에 기대는 것과 같다. 머리와 꼬리뼈는 서로 상응시킨다.

### 二. 효능

심신(心腎)이 서로 교합하고 수(水)와 화(火)가 완벽하게 조화를 이루는 주역의 기제(旣齊:䷾) 괘와 같다. 기가 보배를 모아 꿰듯이 연결되고 열기가 넉넉하게 쌓인다. 정과 기가 스스로 잘 융합된다.

### 三. 자세동작

**1. 원비반신(猿臂反伸) : 원숭이가 팔을 거꾸로 뻗다. - 오른쪽**
- (앞 자세에 이어서) 오른발은 앞으로 당겨 왼발과 가지런히 놓는 병보(倂步)를 만들고 몸을 일으켜 똑바로 세운다.
- 동시에 오른손은 손바닥을 측면으로 기울여 허리와 다리 힘으로 먼저 신체의 왼쪽 상부를 따라 왼쪽 어깨 상부까지 올린 다음 다시 허리를 앞으로 구부리는 자세를 취한다.

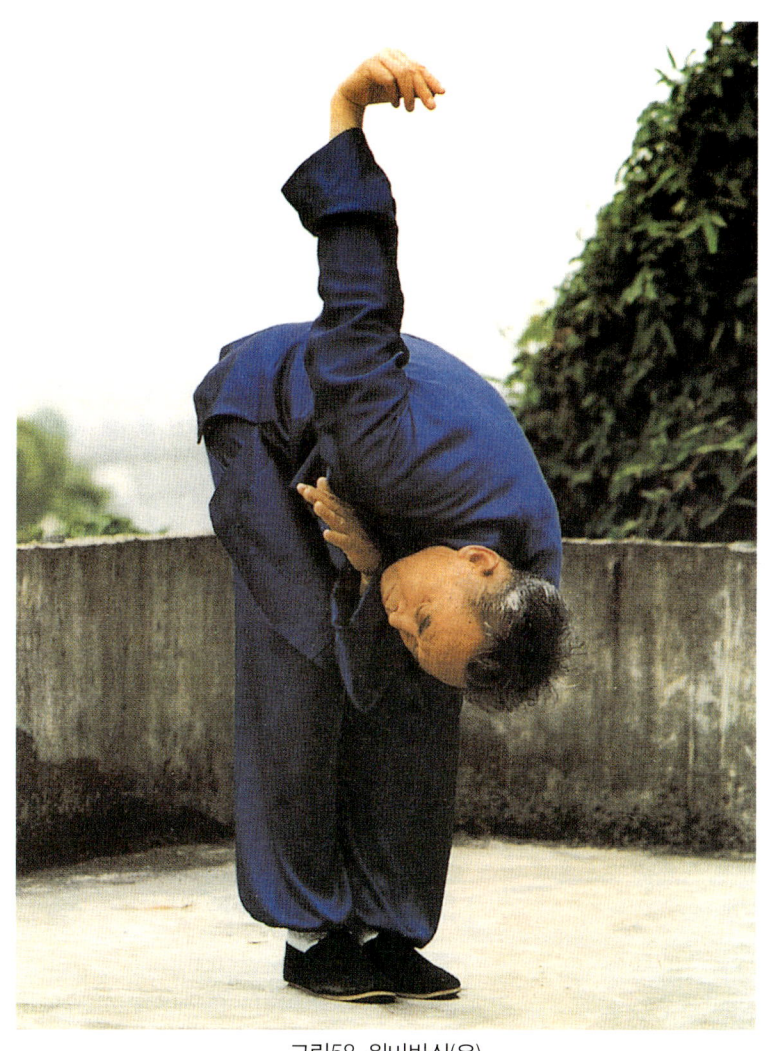

그림58. 원비반신(우)

- 앞으로 팔을 뻗어 돌리면서 아래로 내려 주면서 오른발 바깥쪽을 거쳐서 위로 올라간다.
- 이때 손가락을 모으고 우측 후상방으로 거꾸로 뻗는다.
- 머리는 동작을 따라서 우측 후상방으로 목을 돌려 오른손을 올려 쳐다본다.
- 왼손의 장심(掌心)은 아래로 향하고 어깨 앞에다 나란히 놓는다.
- 마음을 고요히 하고 몸은 부드럽게 긴장을 푼다.(그림58)

## 2. 웅운견과(熊運肩跨) : 곰이 어깨와 다리(사타구니)를 움직이다.
- (앞 자세에 이어서) 허리는 똑바로 세워 일으킨다. 이어서 허리를 왼쪽으로 틀고 왼발은 왼쪽으로 1보 벌리고 무릎을 굽혀 힘을 실어 준다.
- 동시에 허리는 왼쪽 아래 방향을 향하여 앞으로 구부린다.
- 오른손은 몸의 동작을 따라서 팔을 왼쪽으로 돌리고 앞으로 내려 왼발 끝으로 향한다. 손바닥은 땅을 향한다.
- 왼손은 좌후방 위로 팔을 돌려서 손바닥을 반대로 하여 내민다.
- 머리는 자세를 따라 목을 돌려 좌측 후상방으로 왼손을 쳐다본다. (그림59, 60)

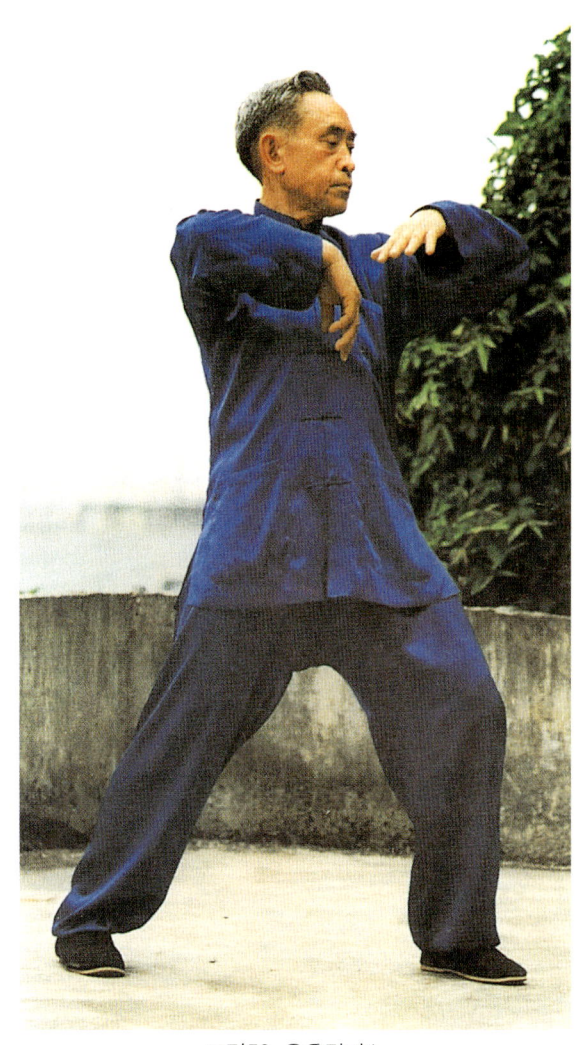

그림59. 웅운견과1

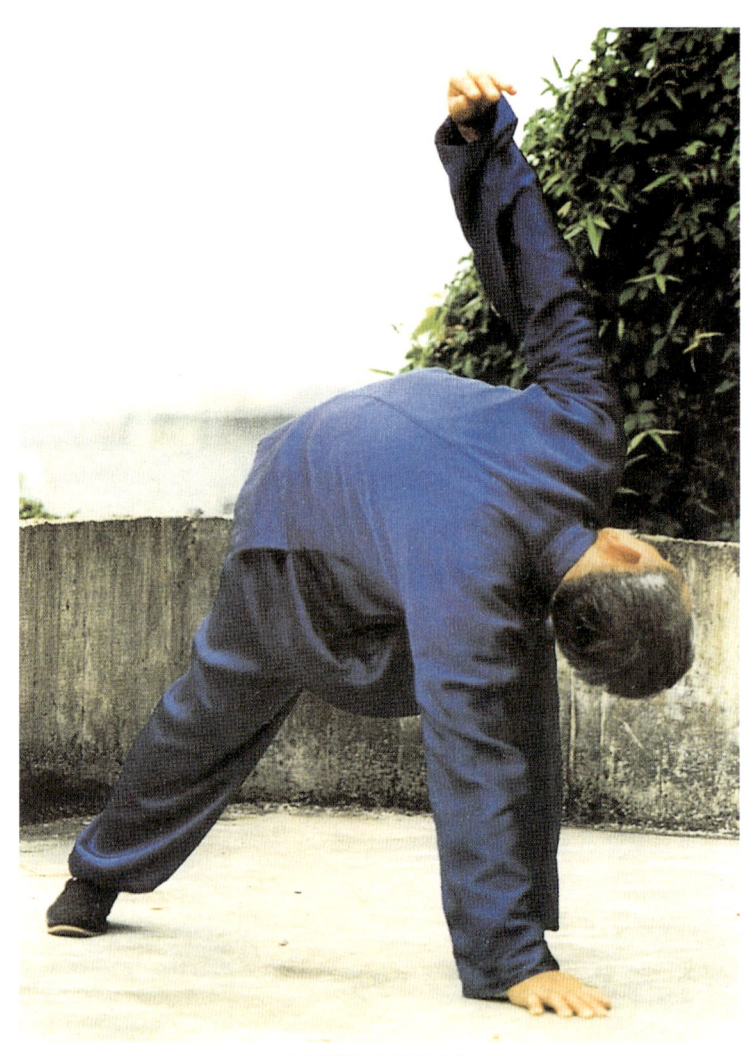

그림60. 웅운견과2

## 3. 호장조박(虎掌抓撲) : 호랑이 발톱으로 집어올리고 내리치다.

- (앞 동작에 이어서) 오른쪽 다리는 무릎을 굽혀 힘을 실어 주고 왼쪽 다리는 곧게 뻗어 비스듬히 서면서 몸을 위로 일으킨다. 동시에 왼손은 팔꿈치를 꺾어 왼쪽 옆구리 안쪽을 지나서 왼쪽 무릎 위에 놓는다.
- 오른손은 왼쪽 발등을 따라 왼쪽 무릎까지 끌어 올렸을 때 손가락을 모으고 위를 향해서 들어올린다.
- 그런 다음 상체를 오른쪽으로 돌리고 양쪽 발끝은 먼저 왼발, 다음에 오른발의 순서로 오른쪽으로 향해 돌려 준다.
- 왼쪽 다리는 무릎을 구부리고 선다.
- 왼쪽 다리에 체중을 싣고 오른쪽 다리는 사선으로 비스듬히 편다.
- 오른손은 동작을 따라 자연스럽게 오른쪽으로 돌려서 손의 방향을 바꾸고, 오른쪽 전방을 향해 오른쪽 무릎 위로 옮기면서 마치 칠 듯이 한다.
- 눈은 오른손을 주시한다.

  (그림61, 62)

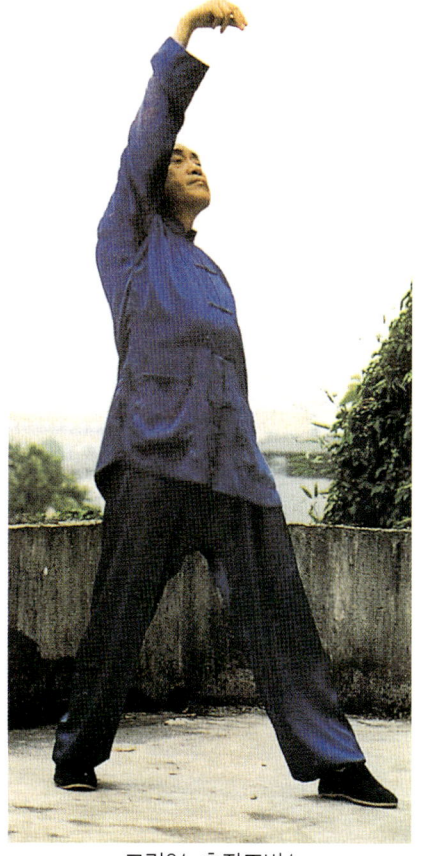

그림61. 호장조박1

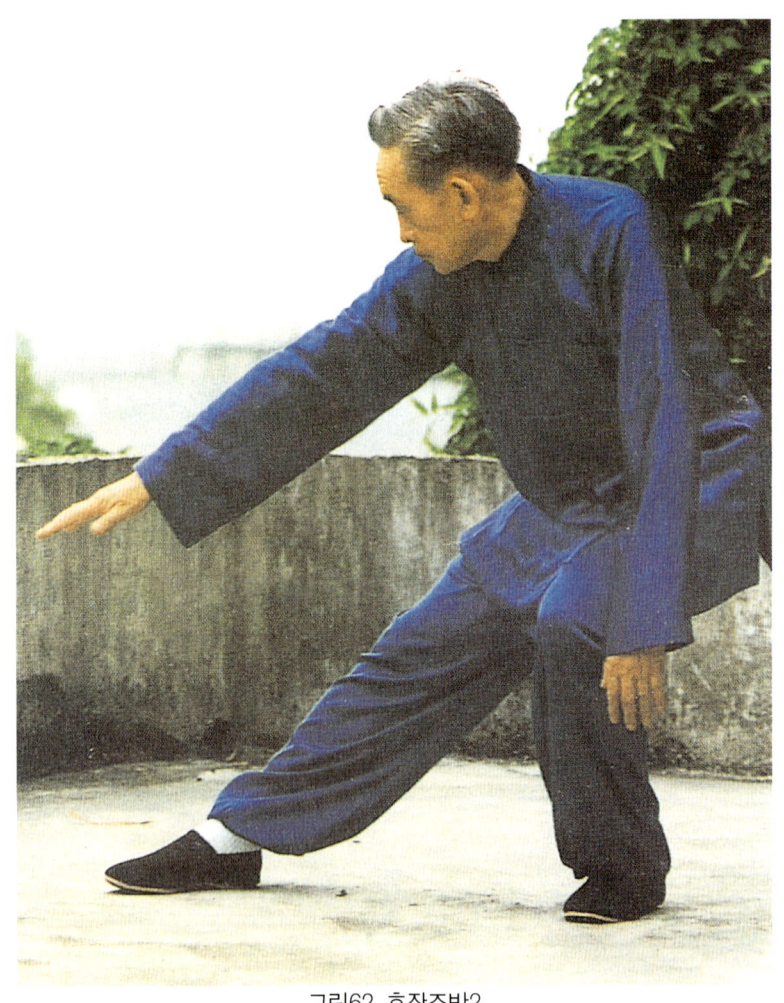

그림62. 호장조박2

## 4. 백학장흉(白鶴張胸) : 백학이 가슴을 펴다.

- (앞 동작에 이어서) 오른쪽 발끝을 안으로 꺾어서 옮기고 앞을 향하게 한다.
- 몸을 왼쪽으로 돌려서 양 다리 중간에 중심을 둔다. 이어서 몸을 일으켜 바로 선 다음 미려를 기점으로 상체를 뒤로 젖힌다.
- 이때 손동작은 양 손가락 끝을 마주하고 손바닥은 위로 향한 채로 몸을 위로 일으킨다. 양 손이 가슴 앞까지 이르면 곧 손가락을 모으면서 양 어깨 견정혈에 내려 놓는다.
- 머리는 뒤로 젖히고 기관지는 늘여 준다.
- 눈은 후상방의 하늘을 바라보고 양 다리는 약간 구부린다.
(그림63)

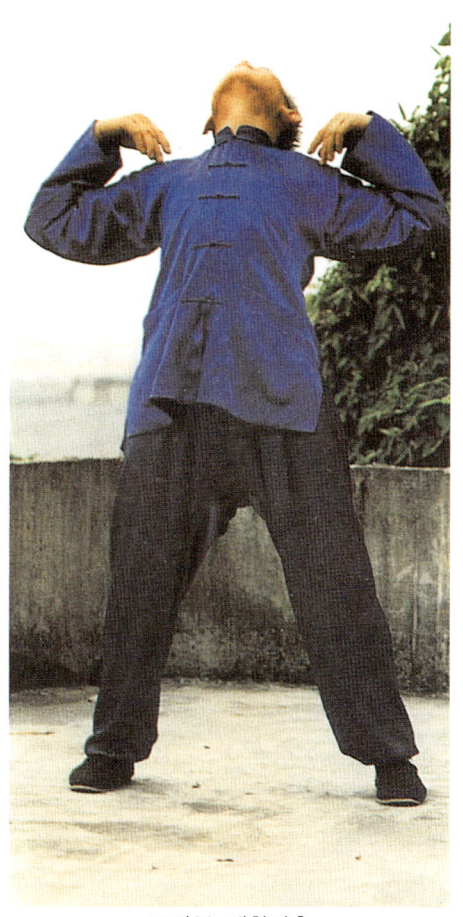

그림63. 백학장흉

### 5. 치안고반(鴟眼顧盼) : 올빼미 눈으로 뒤돌아보다.

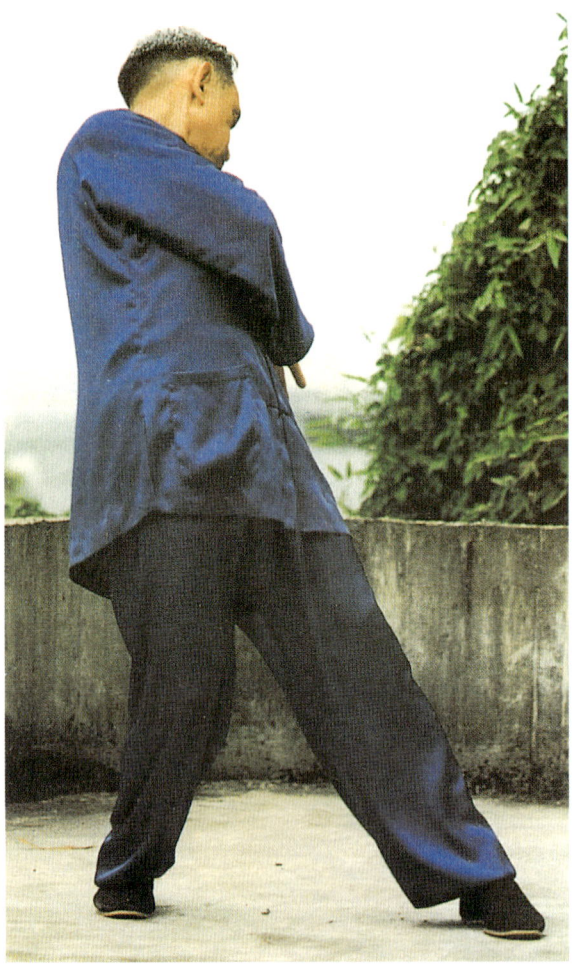

그림64. 치안고반1

(앞 동작에 이어서)

(1) • 중심을 오른쪽 다리로 옮기면서 몸의 상체는 왼쪽으로 튼다.
- 동시에 양 손은 몸의 동작에 따라 손가락을 자연스럽게 펴고 아래로 내린다.
- 오른손은 왼쪽 다리 옆쪽에다 늘어뜨린다. 왼손은 오른쪽 넓적다리 뒤쪽에다 늘어뜨린다.
- 머리는 좌후방에 이르도록 고개를 돌리고 눈은 똑바로 뜨고 아래를 바라본다.
- 오른쪽 눈은 오른쪽 발뒤꿈치를 바라본다.

- 오른쪽 무릎은 약간 굽히고 왼쪽 다리는 힘을 뺀다.(그림64)

(2) • 중심을 왼쪽 다리로 옮기고 상반신은 허리와 다리 힘으로 돌린다. 머리를 위로 쳐다보면서 오른쪽으로 돌려 우후방을 바라본다.
- 동시에 양 손은 위의 동작에 따라 오른쪽으로 늘어뜨린다.
- 왼손은 오른쪽 다리 앞에 늘어뜨리고 오른손은 좌후방의 허벅지 옆에 늘어뜨린다.
- 왼쪽 무릎은 약간 굽힌다. 오른쪽 다리는 힘을 뺀다.
- 양 눈은 크게 뜨고 왼쪽 눈은 왼쪽 발뒤꿈치를 주시한다.(그림65)

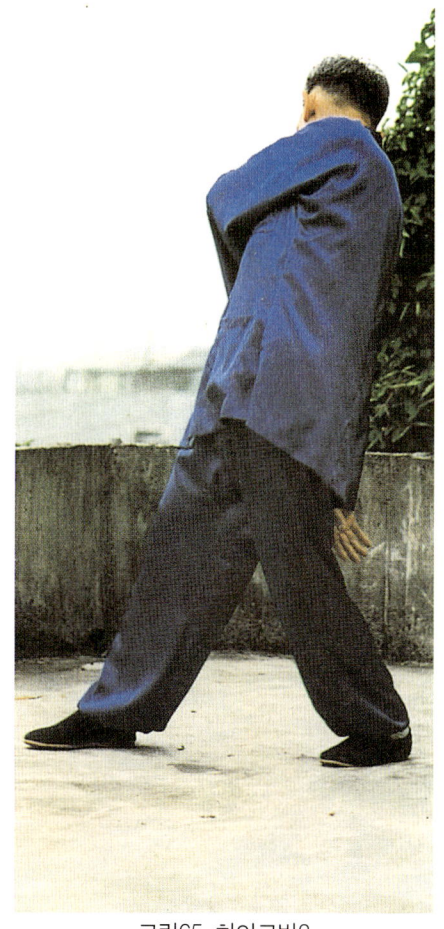

그림65. 치안고반2

## 6. 백망번신(白蟒翻身) : 흰 구렁이가 몸을 뒤집다.

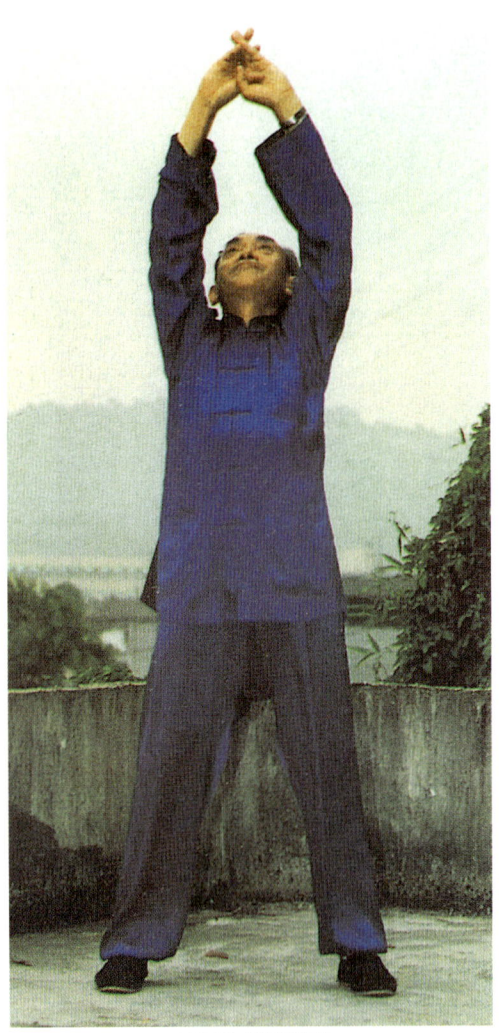

- (앞 자세에 이어서) 허리와 허벅다리의 힘으로 앞을 향하여 몸을 틀어 주면서 곧게 선다.
- 동시에 양 손은 동작의 흐름을 따라 어깨의 힘을 빼고 틀면서 양쪽으로 돌려 주고 팔을 들어 위로 곧게 올린다.
- 이때 중심은 양 다리의 중간에 두고 열 손가락은 서로 깍지를 끼어 태극결(太極訣)을 만든다.
- 머리는 뒤로 젖히고 시선은 양 손을 주시한다. (그림66)

그림66. 백망번신

## 7. 흑웅도반(黑熊倒攀) : 흑곰이 거꾸로 타고 오르다.

- (앞 자세에 이어서) 앞을 향해 허리를 아래로 구부린다.
- 양 손이 땅에 닿으려 할 때 손가락을 모으고 팔을 후상방으로 돌려 거꾸로 세워 펴준다.
- 머리는 약간 들고 어깨와 사타구니는 힘을 뺀다.
- 시선은 전하방을 주시한다.
- 미려를 기점으로 하여 위 아래로 허리를 24번 굴러준다.
- 그 후 신체의 사지와 머리의 안마를 시작한다.(그림67)

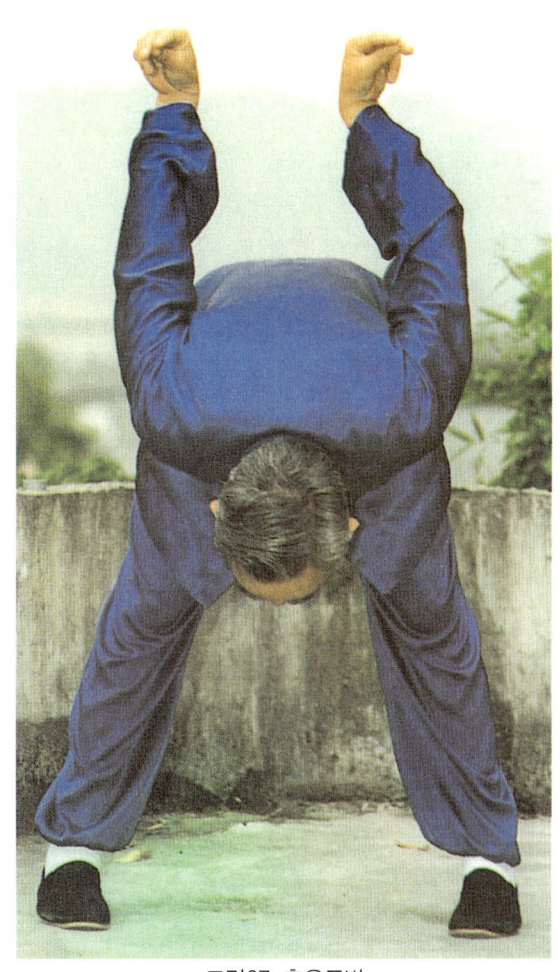

그림67. 흑웅도반

\* 안마순서

① 팔꿈치를 뒤로 돌려 허리의 뒤쪽을 때린다.
② 팔꿈치를 구부리고 소복을 때린다.
③ 가슴의 측면을 손바닥으로 탁탁 친다.
④ 발가락을 압력을 주어서 누른다.
⑤ 하지(下肢)의 양쪽을 안마한다.
⑥ 족삼리(足三里) 위중혈(委中穴)
⑦ 삼음교(三陰交)
⑧ 복사뼈 내외
⑨ 손을 비빈다.
⑩ 얼굴을 씻는다.
⑪ 머리를 빗는다.
⑫ 귀를 문지른다.
⑬ 천고(天鼓)를 울린다.
⑭ 고막을 진동시킨다.
⑮ 지창(地倉)을 비빈다.
⑯ 태양혈
⑰ 눈 주위를 문질러 준다.
⑱ 코 주위를 문질러 준다.

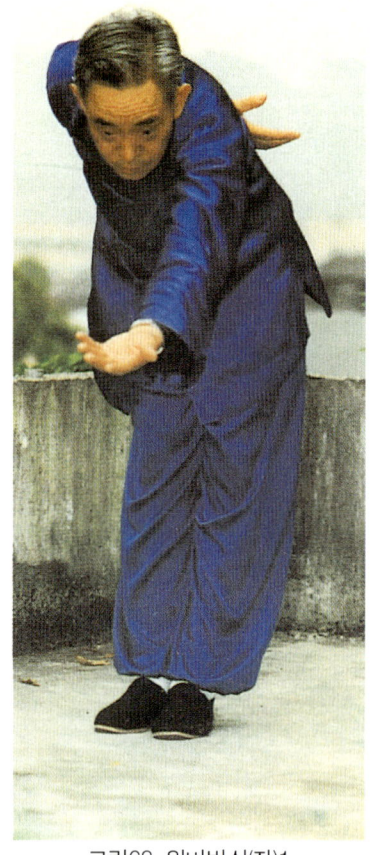

그림68. 원비반신(좌)1

## 8. 원비반신(猿臂反伸) (左) : 원숭이가 팔을 거꾸로 뻗다. - 왼쪽

- (앞 자세에 이어서) 양 손을 내린다. 오른발을 왼발에 가지런히 맞추어 놓는다.
- 상체의 오른쪽을 틀어 몸을 옆으로 틀어 준 상태로 일으켜 세운 다음 다시 허리를 앞으로 구부린다.
- 이와 동시에 왼손은 손바닥을 옆으로 기울여 몸의 오른쪽 측면을 따라 끌어올려 오른쪽 어깨까지 들어올린다.
- 다시 몸을 구부리면서 팔은 돌리고 손바닥을 뒤집어 좌측 후상방으로 거꾸로 뻗친다.
- 머리와 목은 왼쪽으로 돌려서 왼손을 올려보고 오른손은 왼쪽 어깨 앞에다 덮어 씌우듯 가로로 놓는다.(그림68, 69)

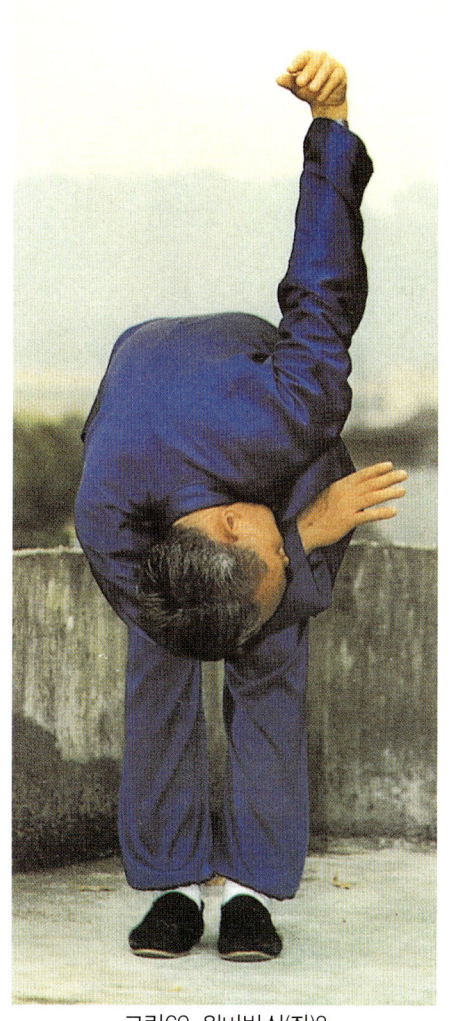

그림69. 원비반신(좌)2

## 9. 영원적과(靈猿摘果) : 영민한 원숭이가 과일을 따다.

- (앞 자세에 이어서) 몸은 등을 궁형(弓形)으로 구부린 채로 위로 일으켜 세우고 왼쪽으로 허리를 돌린다.
  - 동시에 왼발은 왼쪽 옆으로 1보 벌린다.
  - 왼손은 팔을 아래로 내리는데 왼쪽 옆구리 아래를 거쳐 오른쪽 가슴 앞을 거치면서 나온다.
  - 좌상방으로 손바닥을 위로 향하게 하고 비스듬히 뻗는다.
  - 오른손은 동작을 따라 왼쪽으로 한 바퀴 돌리고 가슴 앞을 지나 오른쪽 옆구리 아래로부터 손바닥을 뒤집어 오른쪽 아래 뒤쪽 방향으로 쭉 뻗어 준다.

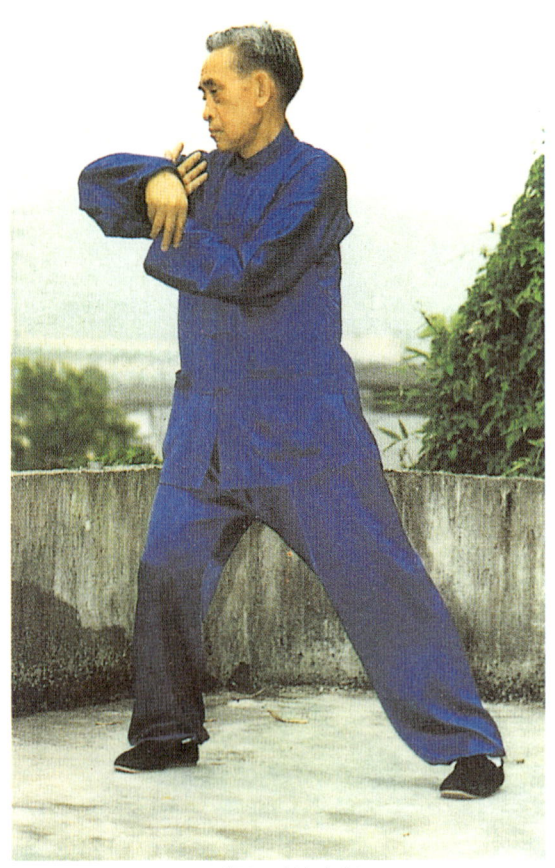

그림70. 영원적과1

- 양 다리는 곧게 뻗고 좌전우후(左前右後)의 직립보(直立步)를 취한다.
- 시선은 왼쪽 손바닥을 바라본다.

  (그림70, 71)

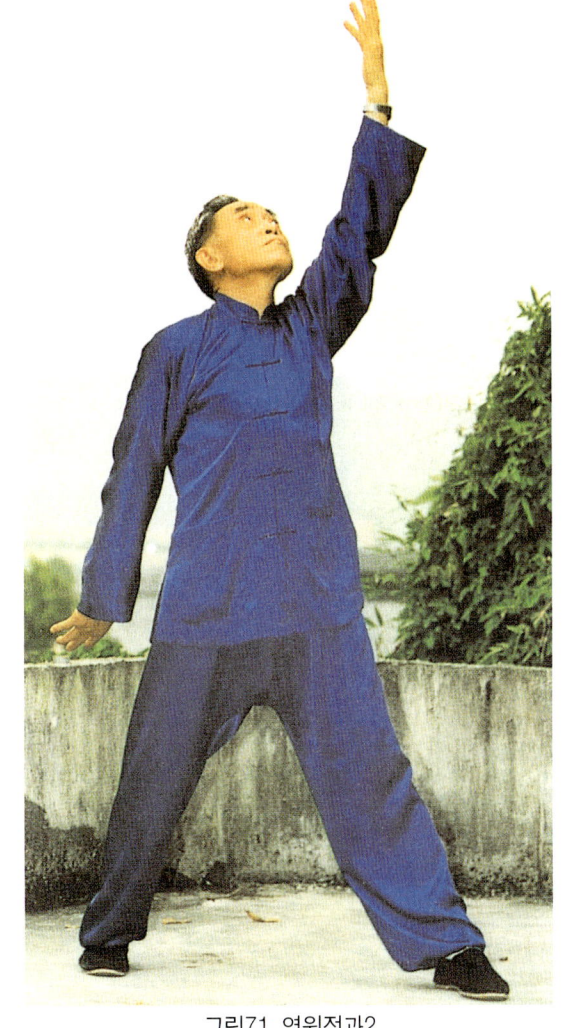

그림71. 영원적과2

# 제6절 희작등지 (喜鵲登枝) : 까치가 나뭇가지에 오르다(앉다)

## 一. 자세의 모양과 의미

발굽과 발을 함께 움직이고, 주먹과 팔은 서로 이어진다. 바다 밑의 바늘을 찾아내듯 하고, 영활한 뱀이 구슬을 토해내듯 하며, 용이 잠긴 못을 벗어나듯 한다.

## 二. 효능

호랑이가 포효하고 용이 울부짖는 모습을 통해 근육과 12경락을 소통시킨다.

## 三. 자세동작

**1. 호박녹분(虎撲鹿奔) : 호랑이가 내리치고 사슴이 달리다.**
- (앞 자세에 이어서) 왼쪽 무릎을 굽히고 상체는 동작을 따라 자연스레 왼쪽 아래로 구부린다. 좌실우허(左實右虛)의 궁보식(弓步式) 자세를 취한다.
- 왼손은 손바닥을 돌려 왼발 끝 앞쪽에 내리면서 엎드린다.
- 양쪽 발끝은 오른쪽을 향해 돌려 옮겨 준다.
- 상체는 동작의 흐름을 따라 몸을 아래로 구부려 오른쪽으로 회전한 후 위로 몸을 일으켰다가 아래로 내려앉는다.

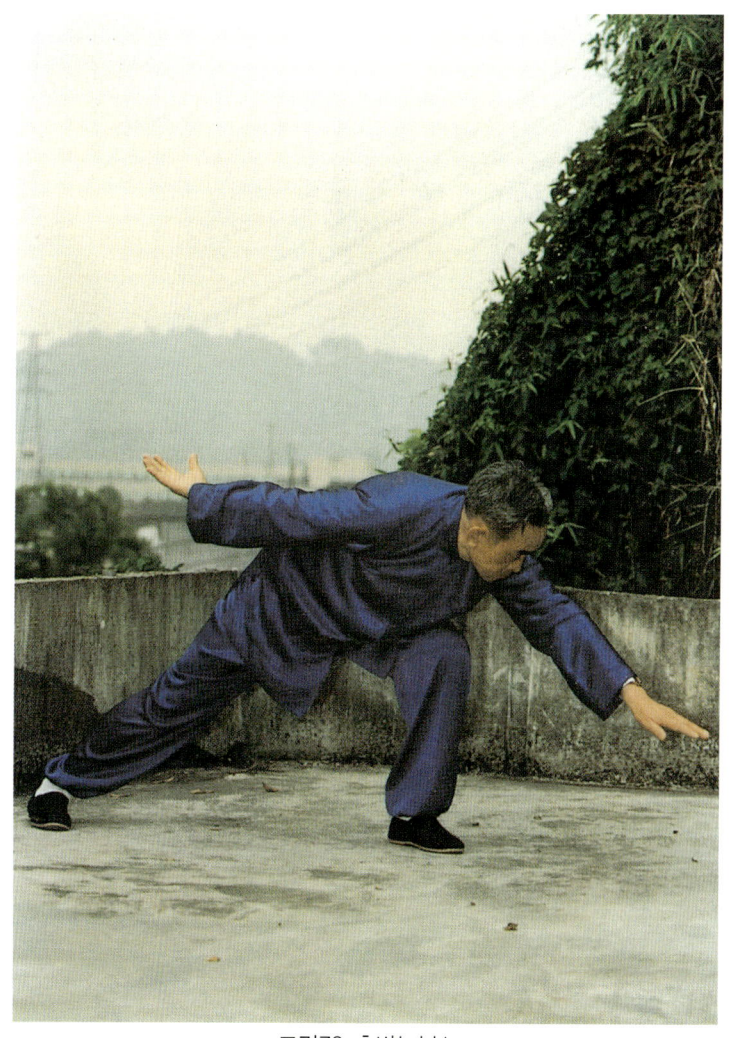

그림72. 호박녹분1

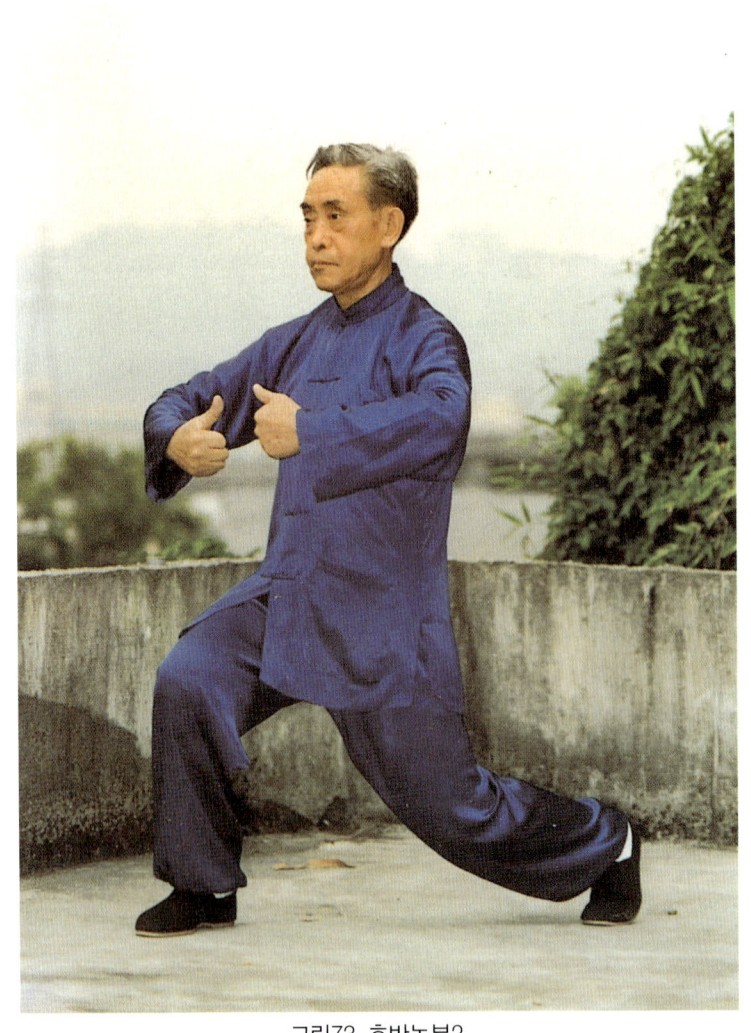

그림73. 호박녹분2

- 오른쪽 다리는 무릎을 굽혀 실하게 체중을 싣는다.
- 왼쪽 발끝은 땅에 대고 무릎을 굽혀 오른쪽 다리 뒤에 꿇는다.
- 오른쪽 앞은 실하고 왼쪽 뒤는 허한(右前實 左後虛) 하궤보(下跪步) 자세를 취한다.
- 동시에 양 손은 몸이 오른쪽으로 돌 때 함께 돌아서 위로 일어섰다가 아래로 내려앉는다.
- 이때 손은 앞으로 펴 주었다가 주먹을 쥔 상태로 가슴 앞으로 당긴다.
- 팔꿈치는 구부리고 팔은 가로로 두고 엄지를 위로 펴 주고 가슴 앞쪽을 둥글게 감싸안는 모양을 취한다.
- 시선은 앞을 주시하고 다리는 24번 상하로 움직인다. (그림72, 73)

2. **우학독립(右鶴獨立) :**
   **학이 오른쪽으로 외발로 서다.**

- (앞 동작에 이어서) 상체를 앞으로 당겨 몸을 일으켜 세우고, 오른발에 체중을 두고 다리를 펴서 외발

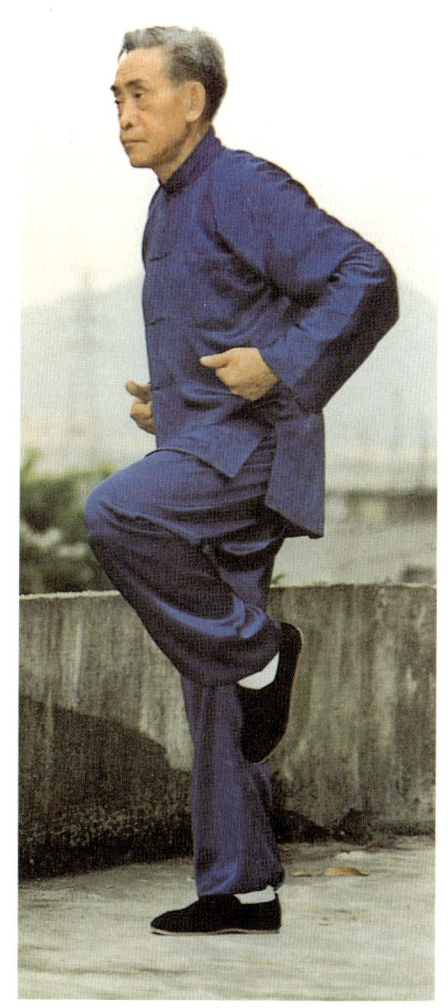

그림74. 우학독립

로 서고 왼발은 무릎이 수평이 되게 들어올리는데 이때 발끝은 아래를 향한다.

- 양 손은 동작을 따라 좌우 양 옆구리 옆에 거두어 놓는다. 눈은 앞을 보고 몸은 편안히 한다. (그림74)

3. **녹저등제(鹿骶蹬蹄) (左) : 사슴이 버티며 발굽을 뻗다. - 왼쪽**

- (앞 자세에 이어서) 왼쪽 다리는 좌후방으로 향해 곧게 펴며 힘차게 뻗어서 땅을 딛고 선다. 이때 자세는 우전좌후(右前左後)의 직립장보(直立椿步)를 취한다.
- 동시에 양 손은 손가락 네 개는 굽혀서 주먹을 쥐고 엄지손가락은 곧게 세워 전상방으로 힘차게 뻗어준다.
- 머리는 약간 뒤로 젖히고 어깨와 사타구니는 가볍게 하고 눈은 양 손에 둔다.(그림75)

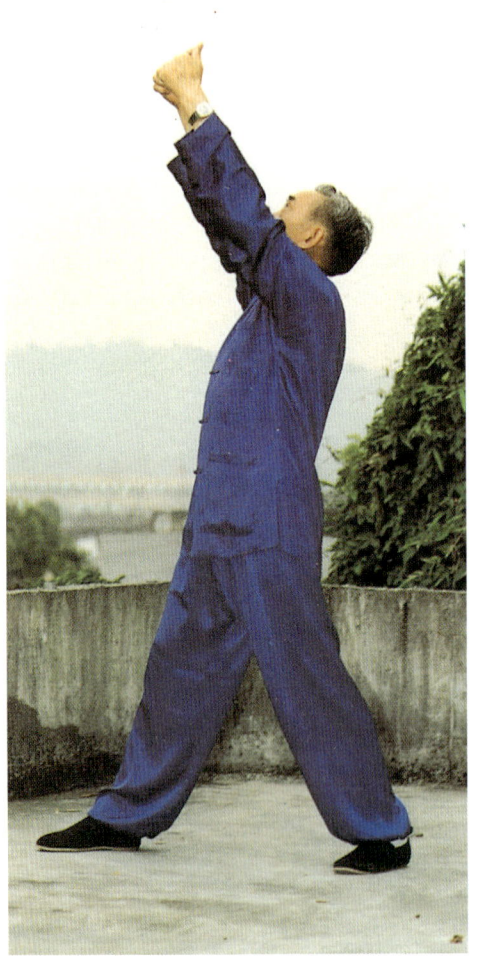

그림75. 녹저등제(좌)

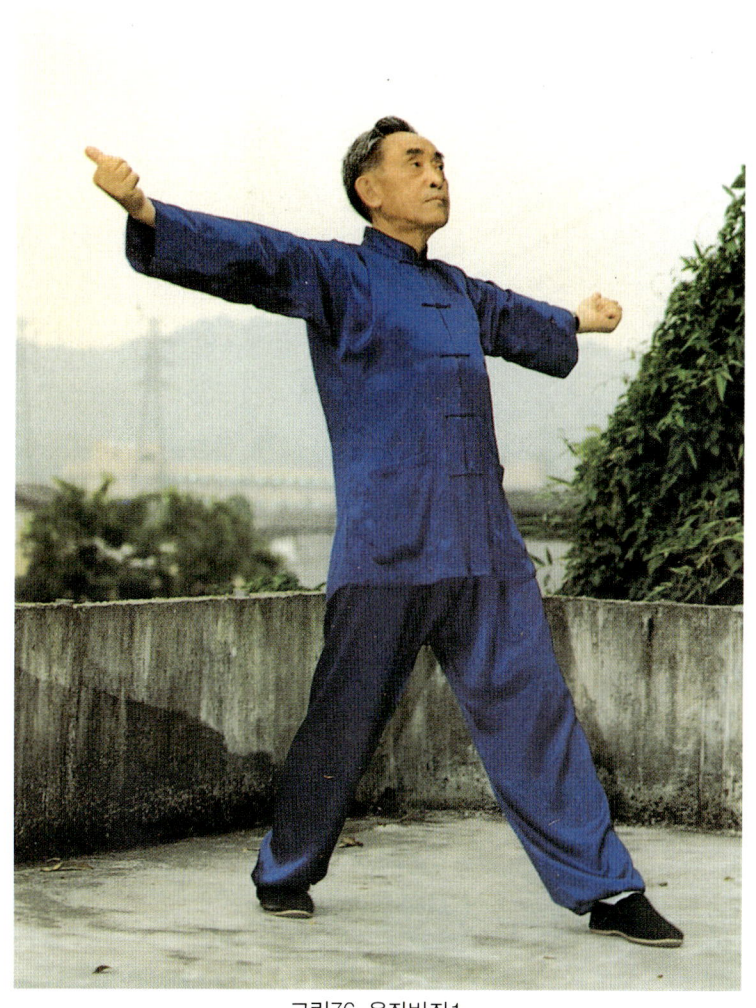

그림76. 웅좌반좌1

### 4. 웅좌반좌(熊左盤坐) : 곰이 왼쪽으로 돌아앉다. (다리를 굽히다.)

- (앞 자세에 이어서) 상체를 좌로 돌린다. 양쪽 발끝은 왼쪽로 돌려 이동하고, 몸을 선회하면서 왼쪽으로 돌다가 아래로 내려앉는다. 이때 무릎을 굽혀 서로 교차시키면서 앉아 준다.
  - 왼쪽 다리가 위쪽, 오른쪽 다리가 아래로 겹쳐지는 좌상우하(左上右下)의 중첩반좌보(重疊盤坐步) 자세를 취한다.
  - 중심을 왼쪽 다리에 둔다. 오른쪽 발등을 땅에 댄다.
  - 동시에 양 손은 동작을 따라 바깥쪽으로 활짝 폈다가 아래로 합치듯 내려오면서 왼발 내외측 복숭아뼈 양 옆에 둔다.
  - 몸은 바르게 하며 긴장을 풀고 눈은 앞을 바라본다. (그림76, 77)

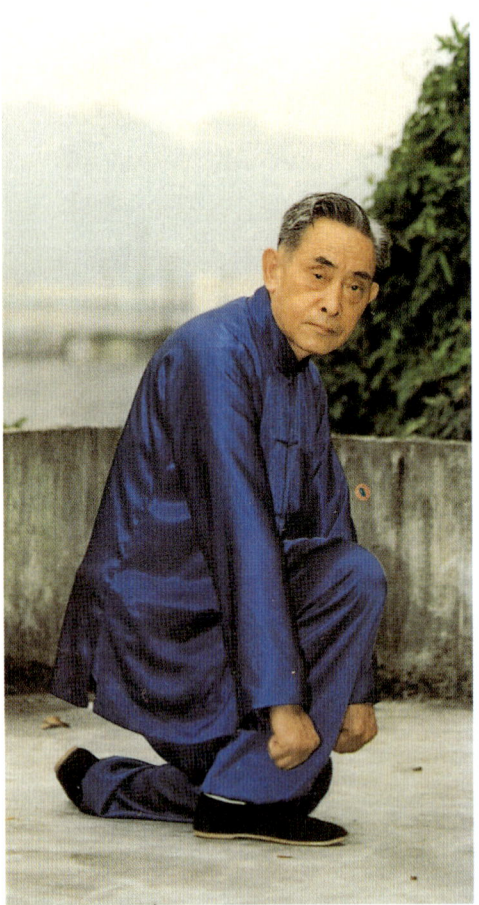

그림77. 웅좌반좌2

5. **좌학독립(左鶴獨立)** : 학이 좌측으로 외발로 서다.

- (앞의 동작에 이어서) 왼쪽 다리에 힘을 주면서 허리와 사타구니 힘으로 몸을 일으켜 세운다.
- 왼쪽 다리를 펴 직립하고 체중을 싣는다. 오른발은 무릎을 수평이 되도록 위로 들어 올리고 발끝은 아래를 향하도록 하여 왼쪽 다리로 선다.
- 동시에 양 손은 주먹을 쥐고 양 허리에 거두어 둔다.
- 시선은 아래를 보고 몸은 편하게 한다.(그림78)

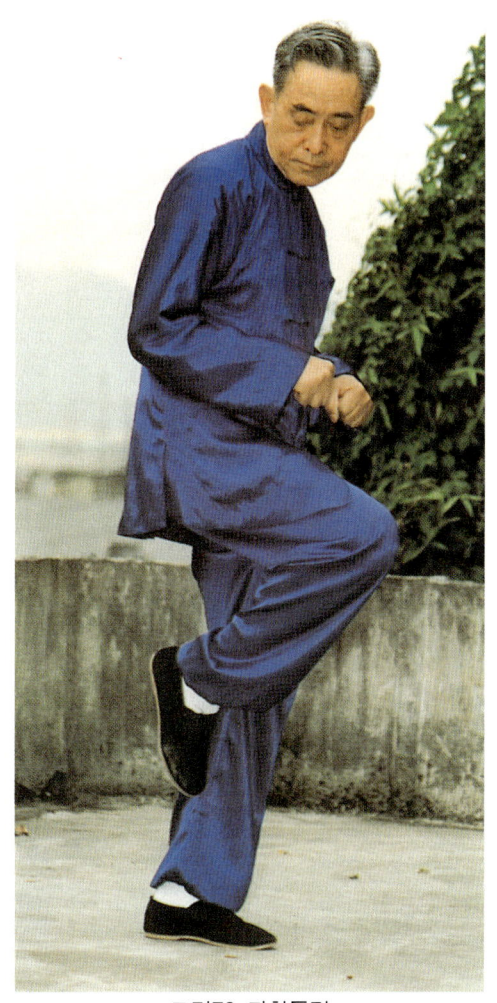

그림78. 좌학독립

## 6. 녹저등제(鹿骶蹬蹄)(右) : 사슴이 버티며 발굽을 뻗다. - 오른쪽

- (앞 자세에 이어서) 오른발은 우측 후하방으로 힘차게 뻗어 땅에 대고 선다.
- 왼쪽 다리가 앞에 오른쪽 다리가 뒤쪽에 오는 좌전우후(左前右後)의 직립장보(直立樁步)를 취한다.
- 동시에 양 손은 주먹을 쥐고 전상방으로 팔을 힘껏 내지르듯 뻗는다.
- 머리는 약간 올리고 어깨와 사타구니는 자연스럽게 이완시키며 눈은 양 손을 본다. (그림79)

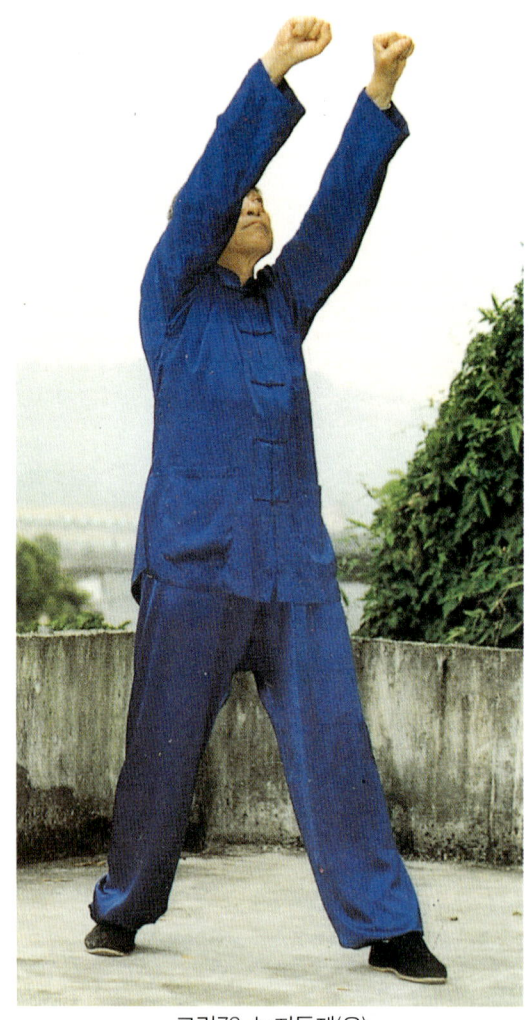

그림79. 녹저등제(우)

## 7. 원우타호(猿右打虎) : 원숭이가 오른쪽으로 호랑이를 때리다.

- (앞 자세에 이어서) 상체를 오른쪽으로 돌린다. 양쪽 발끝도 오른쪽으로 이동한다.
- 몸을 돌린 후 무릎을 굽혀 다리를 감으면서 웅크리고 앉는다.
- 자세는 우상좌하(右上左下)의 중첩반좌보(重疊盤坐步)를 취한다.
- 왼발등은 땅에 대고 중심은 오른쪽 다리에 둔다.
- 동시에 양 손은 몸의 움직임에 따라 오른손은 쪼개어 베듯 하고 왼손은 주먹으로 치듯 한다.
- 오른쪽 주먹은 팔을 뒤로 돌려 앞으로 향해서 반격을 가한 후 오른쪽 이마에 두고, 왼쪽 주먹은 오른쪽 허벅지 위에 가로로 놓는다.
- 시선은 앞에 둔다.(그림80, 81)

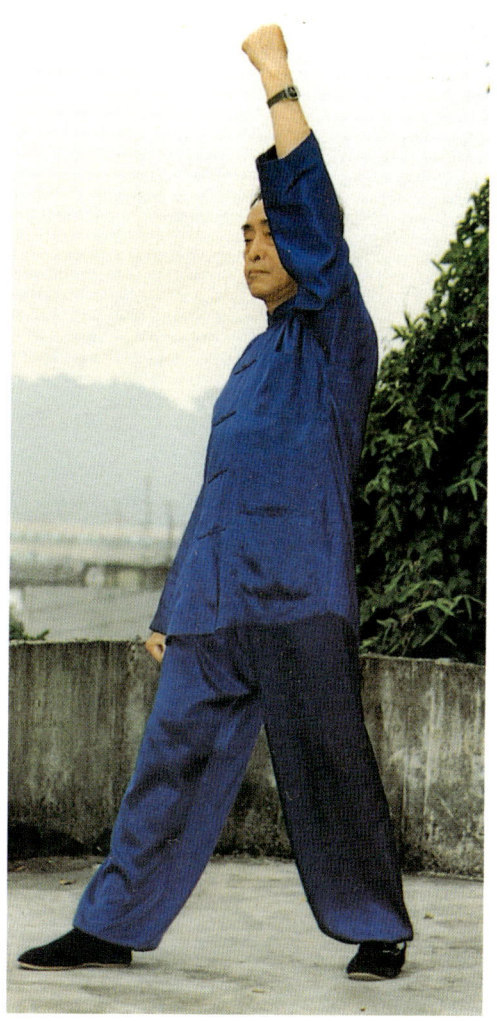

그림80. 원우타호1

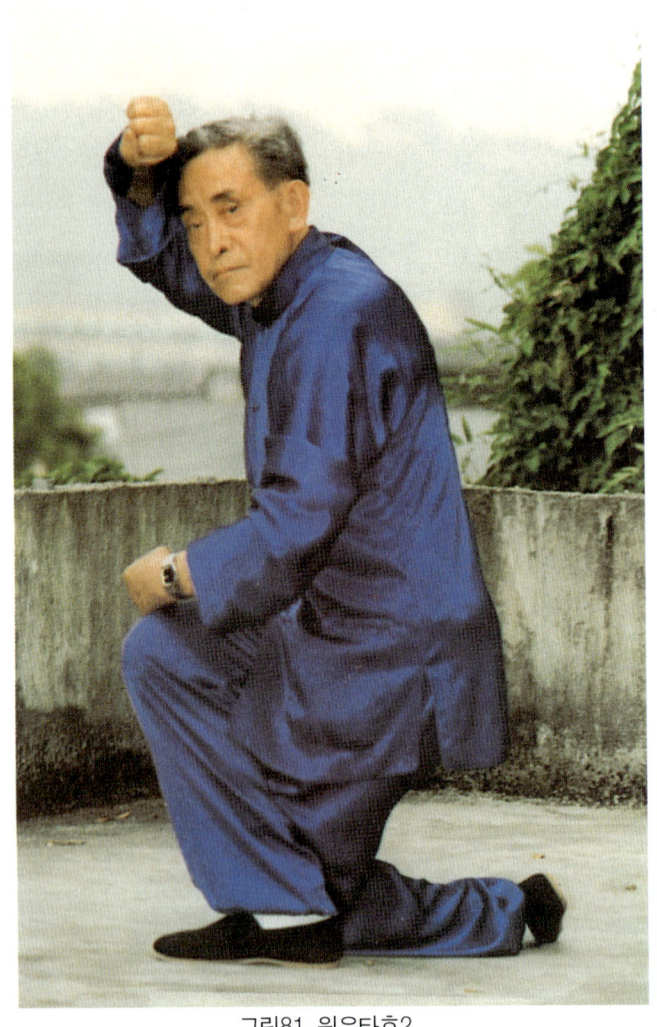

그림81. 원우타호2

## 8. 웅좌항고(熊左抗靠) : 곰이 왼쪽으로 버티어 기대다.

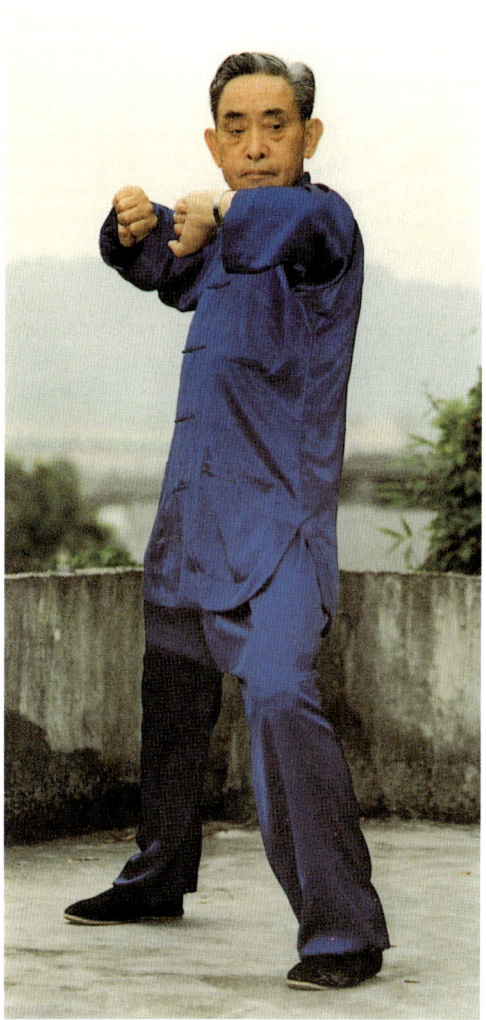

그림82. 웅좌항고

- (앞 자세에 이어서) 오른쪽 다리에 힘을 두면서 왼발을 들어 올려 왼쪽 옆으로 1보 정도 이동시킨다.
- 상체가 왼쪽으로 향해 나가는 동작을 따라 무릎을 굽혀 힘을 실어 준다.
- 오른쪽 다리는 쭉 뻗고 좌전우후(左前右後)의 궁보식(弓步式)을 취한다.
- 동시에 왼손은 팔꿈치를 구부려 왼쪽으로 치듯 하고 오른손은 팔꿈치를 몸 옆으로 버티어 주듯 한다.
- 눈은 왼쪽 팔꿈치를 본다. (그림82)

## 9. 요보조신(拗步鳥伸) : 새가 꼬듯이 걸으며 날개를 펴다.

- (앞 자세에 이어서) 상체를 왼쪽으로 돌린다. 동시에 양 손은 팔을 곧게 펴고 손가락은 펴서 바깥으로 활짝 펼친다.
- 오른손은 우측 후하방에서 좌측 전상방으로 손바닥을 위로 향하게 해서 쭉 뻗는다.
- 왼손은 동작의 흐름을 따라 좌측 후하방으로 손의 방향을 바꾸어 주면서 반듯이 떠받치듯 지탱해 준다.
- 머리는 약간 들고 눈은 오른손을 본다.

(그림83)

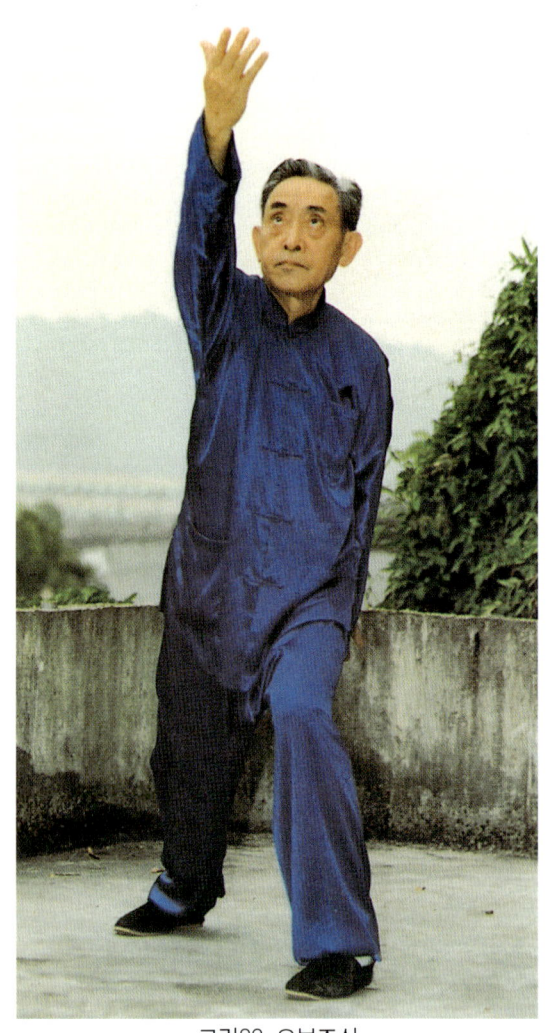

그림83. 요보조신

## 10. 호박반추(虎撲反搥) : 호랑이가 내리치고 반대로 치다.

- (앞 자세에 이어서) 허리는 왼쪽을 향해 아래로 굽히고 오른손은 손바닥을 뒤집어서 왼발 앞에 오게 한다.
- 곧이어 몸을 당겨 뒤로 앉는 듯하며 오른쪽을 향하여 허리가 돌아가게 한다.
- 오른쪽 무릎은 굽히고 왼쪽 무릎은 펴서 우실좌허(右實左虛)의 사궁식(斜弓式)를 취한다.
- 동시에 오른손을 왼쪽 허벅지 앞까지 이르렀을 때 양 손의 동작은 주먹을 쥐고 허리가 뒤로 이동하는 동작에 따라 오른손 주먹은 뒤로 향해 돌려치고 왼쪽 뒤편 허리에 둔다.
- 왼쪽 주먹은 앞 방향으로 비껴 친 뒤 오른쪽 사타구니 앞에 둔다.
- 머리는 왼쪽으로 돌리고 눈은 왼쪽 다리를 본다.(그림84, 85)

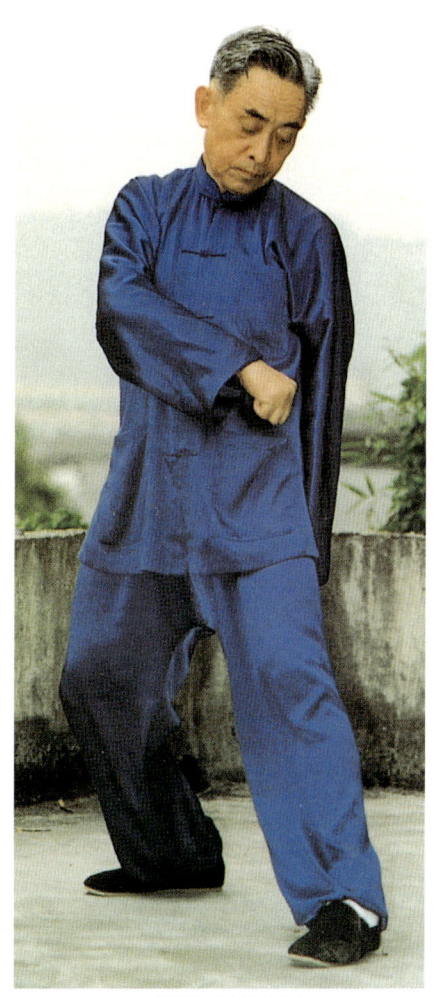

그림84. 호박반추1

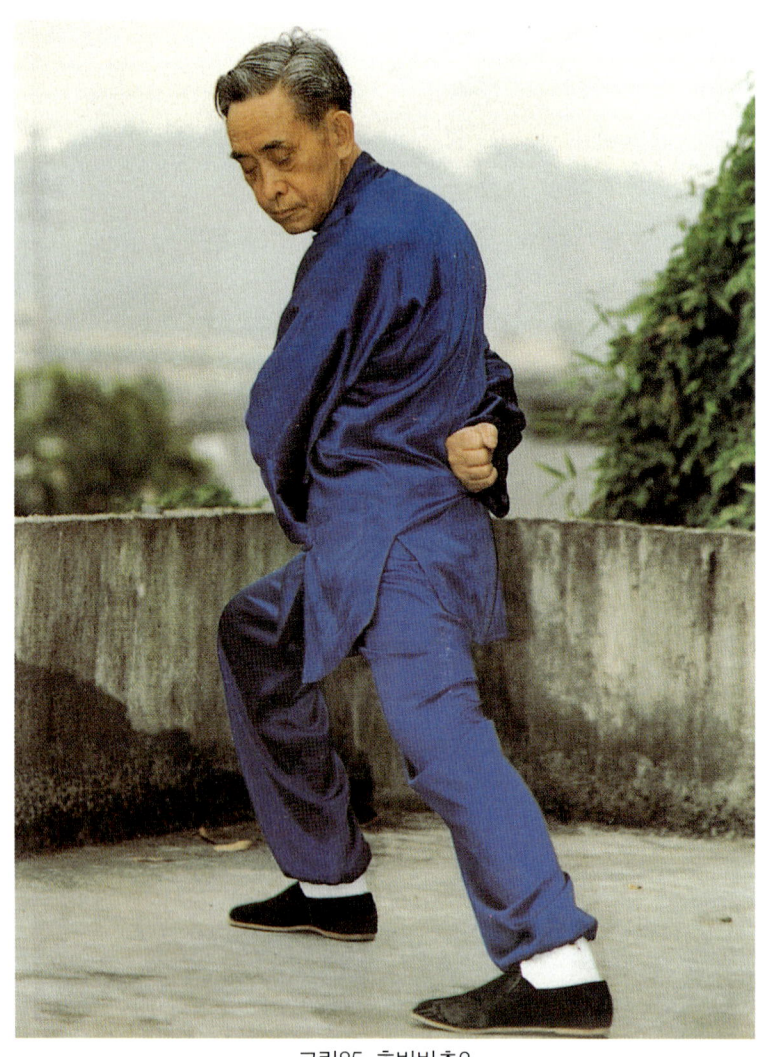

그림85. 호박반추2

## 11. 녹선좌반(鹿旋左盤) : 사슴이 돌아서 왼쪽으로 앉다.

- (앞 자세에 이어서) 상체는 왼쪽으로 돌리면서 중심이 왼쪽으로 이동한다.
- 왼발 끝을 오른쪽으로 돌린 다음, 무릎을 굽혀 왼쪽 다리에 힘을 실어 앉는다. 이때 오른쪽 다리는 무릎을 굽혀 왼쪽 다리 아래쪽에 집어넣어 버텨준다. 좌상우하(左上右下)의 반보식(盤步式)을 만든다.
- 동시에 양 손은 주먹을 쥐고 동작에 따라 바깥쪽으로 펼친 다음에 왼쪽으로 선회한다. 좌후우전(左後右前)의 반수식(反捶式)을 취한다.
- 머리는 오른쪽으로 돌리고 시선은 오른쪽 어깨에 둔다.(그림86)

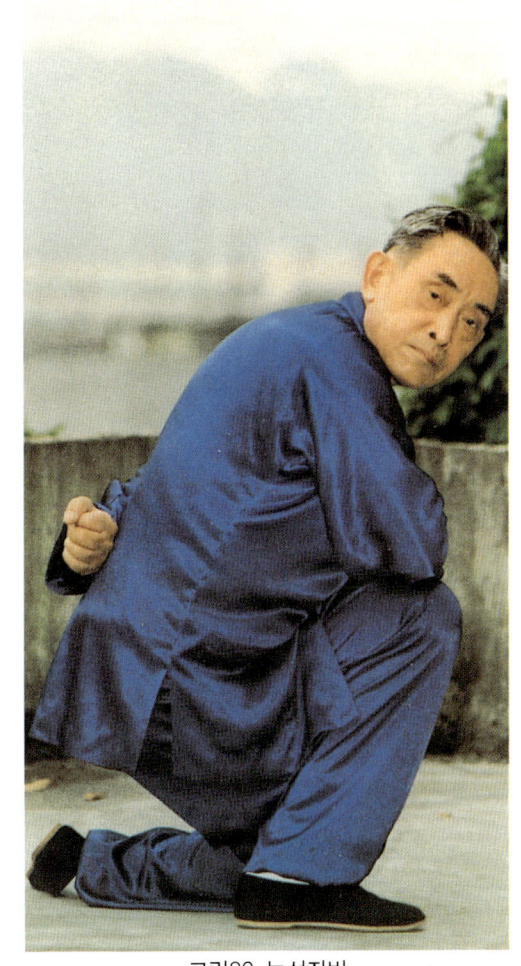

그림86. 녹선좌반

### 12. 웅우항고(熊右抗靠) : 곰이 오른쪽으로 버티어 기대다.

- (앞 자세에 이어서) 중심은 왼쪽 다리에 두고 오른쪽 다리는 무릎을 올린 다음 우후방을 향해 곧게 뻗어서 땅에 딛는다.

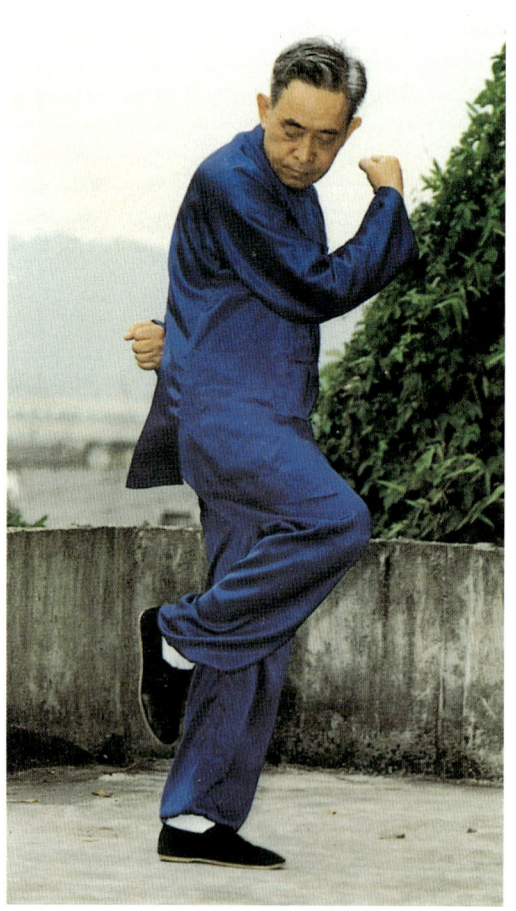

- 동시에 상체를 앞으로 숙여 오른쪽으로 선회한 다음 몸을 위로 일으킨다.
- 이때 오른손은 팔꿈치를 구부리고 동작의 흐름에 따라 왼쪽 무릎 바깥쪽으로부터 시작하여 전하방을 쭉 거친 다음 오른쪽을 향하여 몸을 일으켜 어깨와 수평이 되도록 들어올린다.
- 양쪽 발끝은 왼발이 먼저, 오른발이 뒤이어 오른쪽으로 돌아 이동한다. 이때 오른쪽 다리는 무릎을 굽혀 힘을 받아 준다.
- 왼발 끝은 땅에 대고 발꿈치는 들어올리며 무릎은 굽혀 아래로 꿇는다.

그림87. 웅우항고1

- 우전실좌후허(右前實左後虛)의 등보식(蹬步式)을 취한다.
- 왼쪽 주먹은 허리의 명문혈 위에 가로로 놓는다.
- 머리는 오른쪽을 향해 돌리고 왼쪽 눈은 오른손 곡지혈(曲池穴)을 주시한다.
- 상하로 24번을 운동해 준다.(그림87, 88, 89)

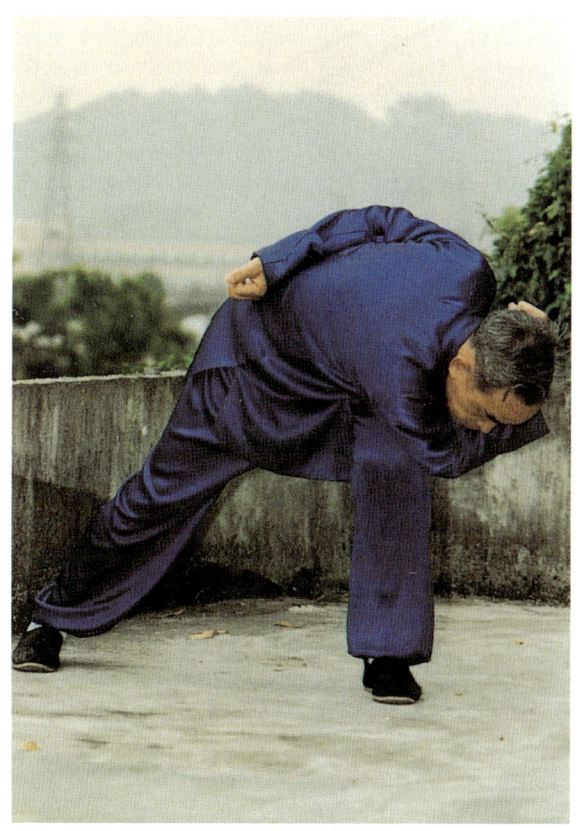

그림88. 웅우항고2

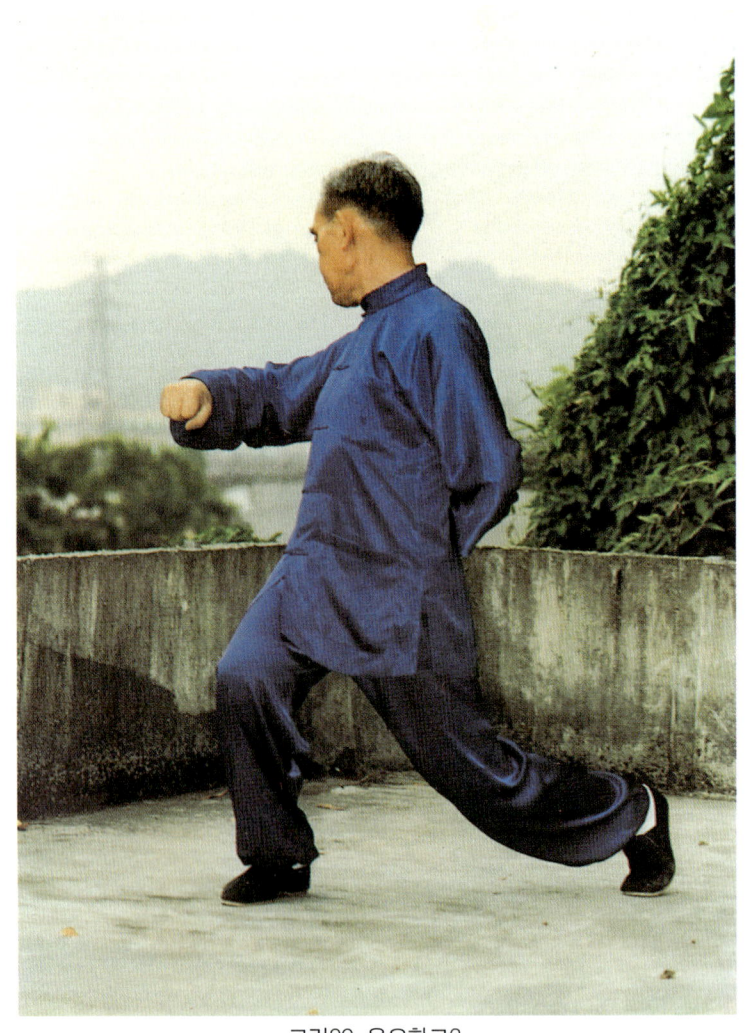

그림89. 웅우항고3

## 13. 웅좌항고(熊左抗靠) : 곰이 왼쪽으로 버티어 기대다.

- (앞 자세에 이어서) 오른쪽 다리에 힘을 실어 몸을 일으켜 세운다.
- 왼쪽 다리는 무릎을 들어 좌후방으로 발을 곧게 내뻗는다.
- 동시에 허리를 오른쪽 아래 방향으로 엎드린 다음 왼쪽으로 선회하고 몸을 일으킨다.
- 양쪽 발끝은 오른발이 먼저 왼발이 뒤에 따라 돌면서 왼쪽으로 돌아 옮겨간다.
- 왼손은 팔꿈치를 구부려 자세의 이동에 따라 오른쪽 무릎 바깥쪽으로부터 전하방을 경과해서 왼쪽으로 향해 돈 다음 위로 일으켜서 어깨와 수평이 되도록 들어올린다.

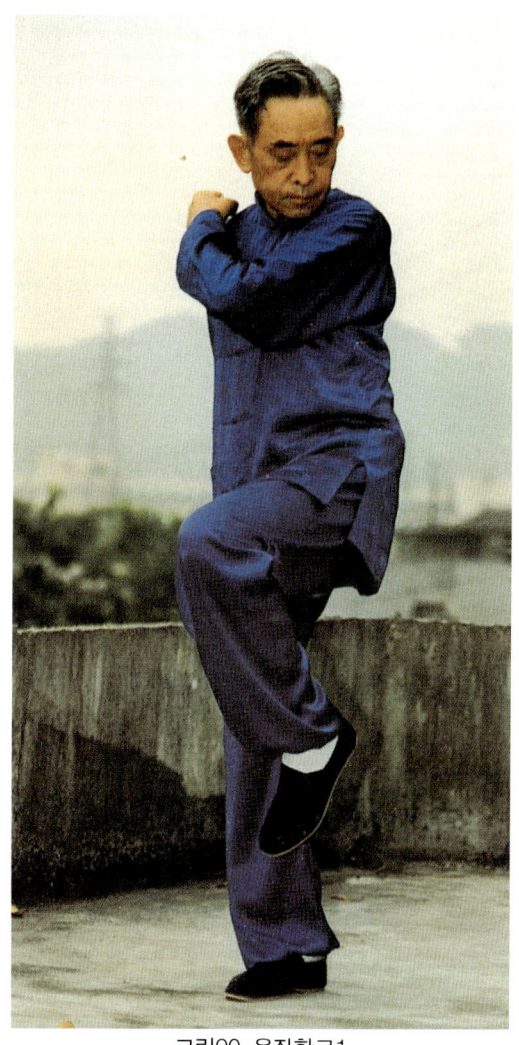

그림90. 웅좌항고1

- 왼쪽 다리는 무릎을 굽혀 힘을 받아 준다.
- 오른발 끝은 땅에 대고 발꿈치는 들어 올리며 무릎은 꿇는다.
- 좌전실우후허(左前實右後虛)의 등보식(蹬步式)을 취한다.

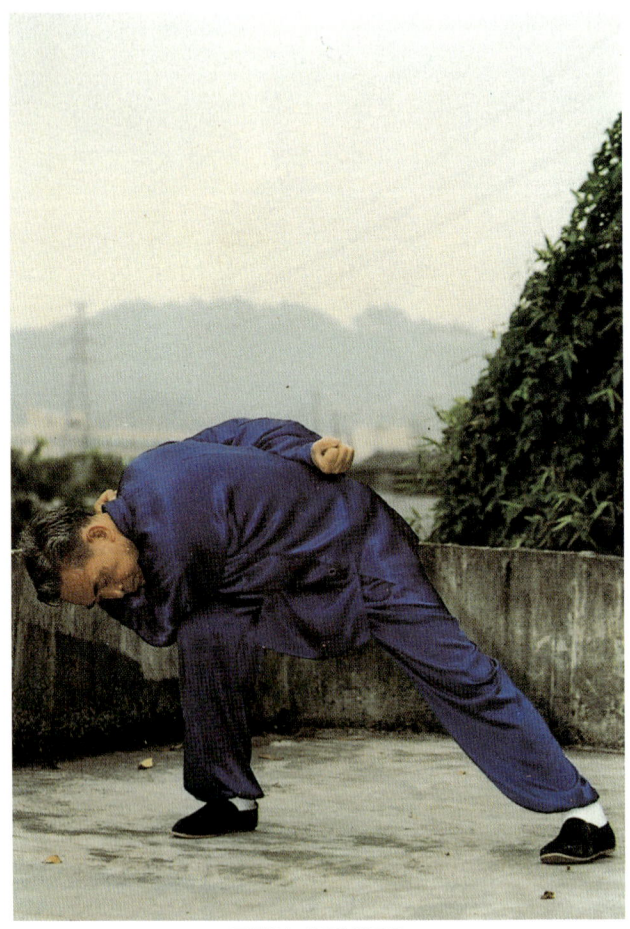

그림91. 웅좌항고2

- 오른손 주먹은 허리 뒤 명문혈에 가로로 놓는다.
- 머리는 왼쪽으로 비스듬히 돌리고 오른쪽 눈은 왼손 곡지혈을 주시하고 꿇는 상태에서 24번 운동한다.(그림90, 91, 92)

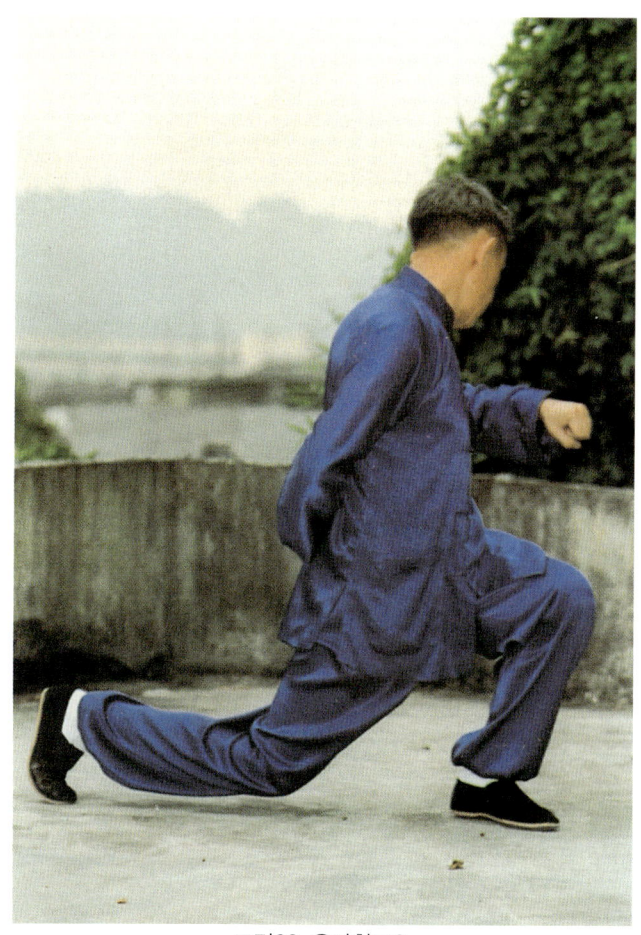

그림92. 웅좌항고3

## 14. 원섬녹인(猿閃鹿引) : 원숭이가 재빨리 돌고 사슴이 끌어당기다.

- (앞 자세에 이어서) 왼발에 힘을 싣고 몸을 위로 일으킨다.
- 오른쪽 다리는 무릎을 수평으로 올리고 발끝은 아래를 향한다.
- 두 손은 주먹을 쥐어 양 옆구리 아래에 붙여 놓는다.
- 그런 후에 왼쪽 발꿈치를 축으로해서 발끝은 약간 들고 허리와 사타구니의 힘을 이용해서 우하방으로 머리를 돌리고 허리를 비틀어 방향을 돌린 다음 몸을 아래로 숙인다.
- 동시에 오른발은 땅에 떨어뜨려 서서 두 발이 나란히 되는 천자장(川字樁) 자세를 취한다.

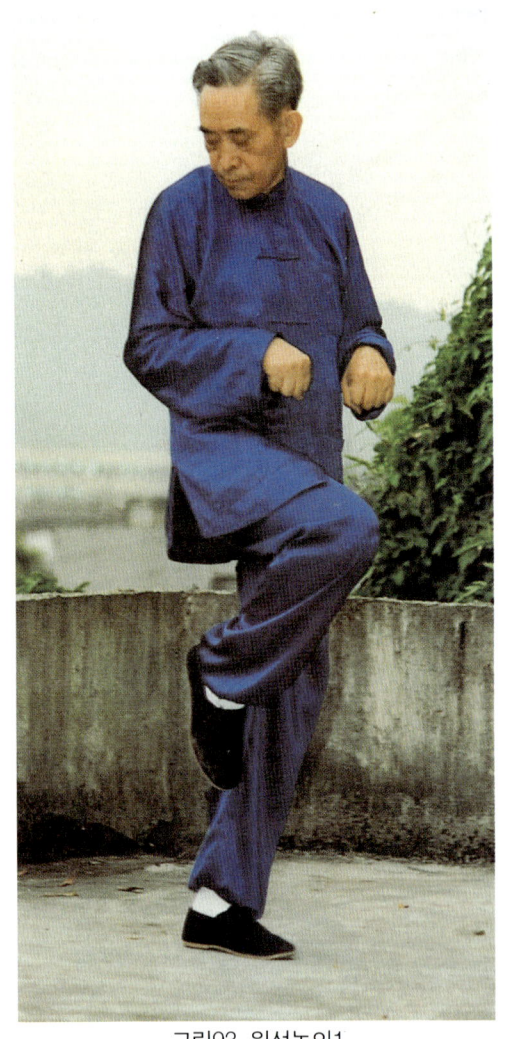

그림93. 원섬녹인1

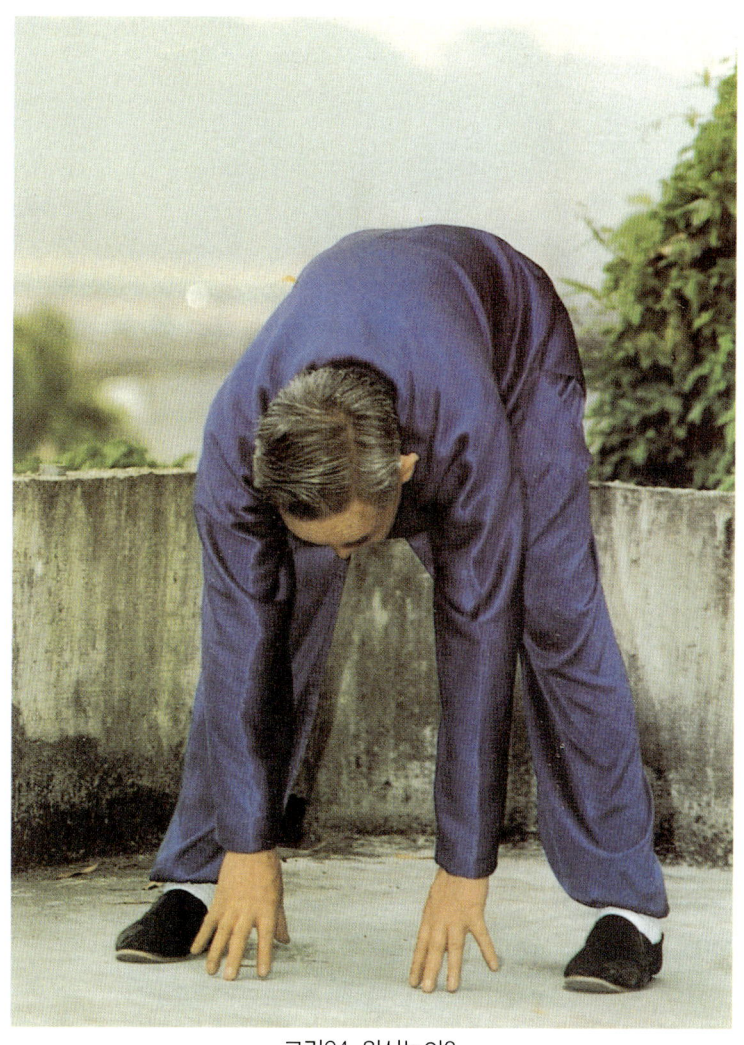

그림94. 원섬녹인2

- 양 손은 동작의 흐름을 따라 손가락을 펴서 양쪽 발끝 약간 뒤쪽에 늘어뜨린다. 곧 바로 주먹을 쥐어 몸을 궁형(弓形)으로 구부린 채로 몸을 일으켜서 가슴 앞을 경과해서 정수리 위까지 반듯이 뻗는다.
- 주먹을 쥔 손등이 위를 향한다.
- 어깨를 아래로 내리고 가슴을 자연스럽게 이완시킨다.
- 머리는 약간 젖히고 눈은 양 손을 본다. (그림93, 94, 95)

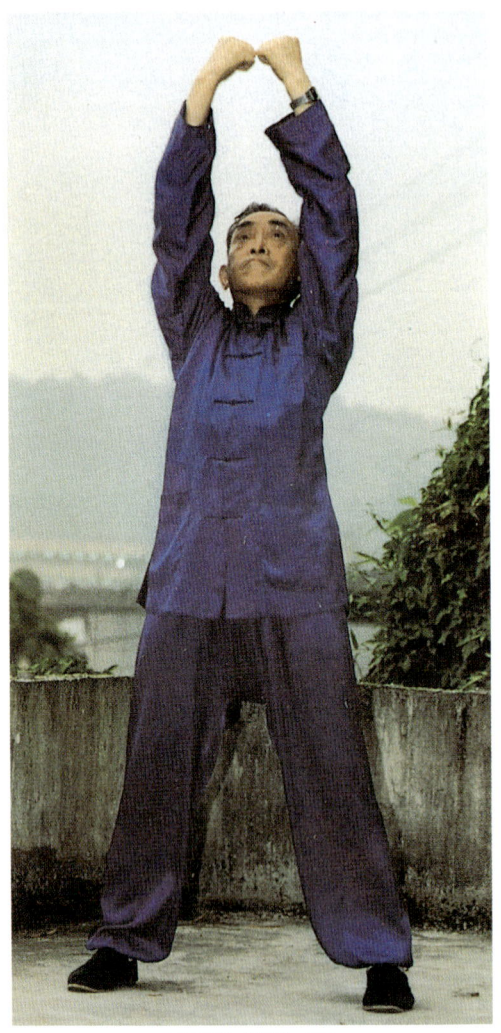

그림95. 원섬녹인3

## 15. 우전호좌(右轉虎坐) : 호랑이가 오른쪽으로 돌며 앉다.

- (앞 자세에 이어서) 오른발 끝은 오른쪽으로 돌고, 상체도 오른쪽으로 돌아 아래로 내려 앉는다.
- 오른쪽 다리를 위로 하여 구부리고 앉는다.
- 왼쪽 다리는 무릎을 굽혀 오른쪽 다리 아래로 비스듬히 끼어 넣으며 이때 발등을 땅에 댄다.
- 두 손은 동작을 따라 양쪽으로 나뉘어서 아래로 내리고 주먹을 쥐어 양 허리 아래에 둔다.
- 눈은 앞을 본다.
  (그림96)

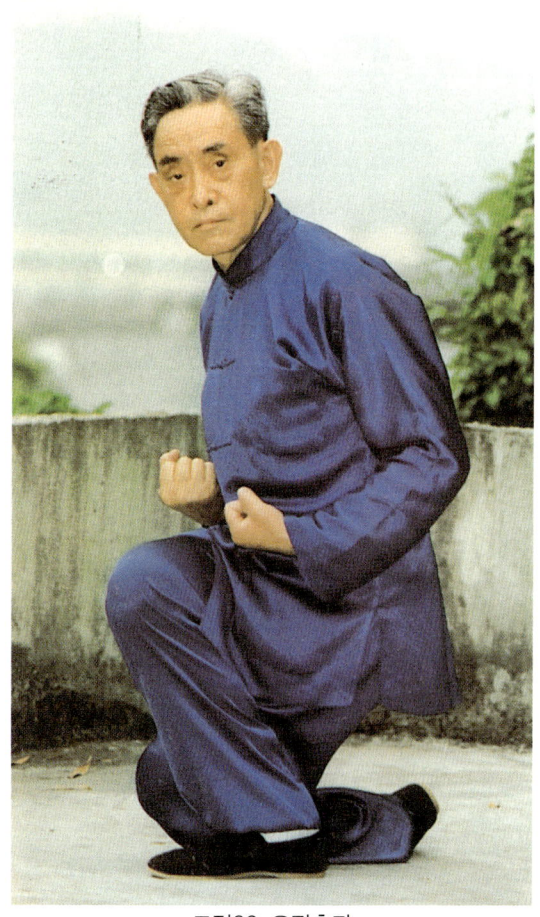

그림96. 우전호좌

## 16. 전후호장(前後虎掌) : 호랑이가 앞뒤로 손바닥을 치다.

- (앞 자세에 이어서) 오른쪽 다리에 체중을 싣고 오른쪽 허리와 사타구니의 힘으로 몸을 일으켜 올리고 동시에 왼쪽 다리는 앞으로 올려 차 준 다음 땅에 앞다리를 디디며 무게 중심을 받아 주어 좌전궁보식(左前弓步式)을 취한다.
- 오른손 주먹은 손바닥 방향을 바꾸어 먼저 왼쪽 다리를 앞으로 구부리는 자세에 맞추어 허리를 돌리면서 팔을 곧게 뻗어 앞쪽으로 힘차게 뻗는다.
- 곧바로 손바닥이 위로 보게 돌려 뒤로 뽑아내듯 하며 허리와 사타구니의 힘으로 오른쪽으로 돌아 우후방으로 팔을 뻗어 뿌리듯 한다.

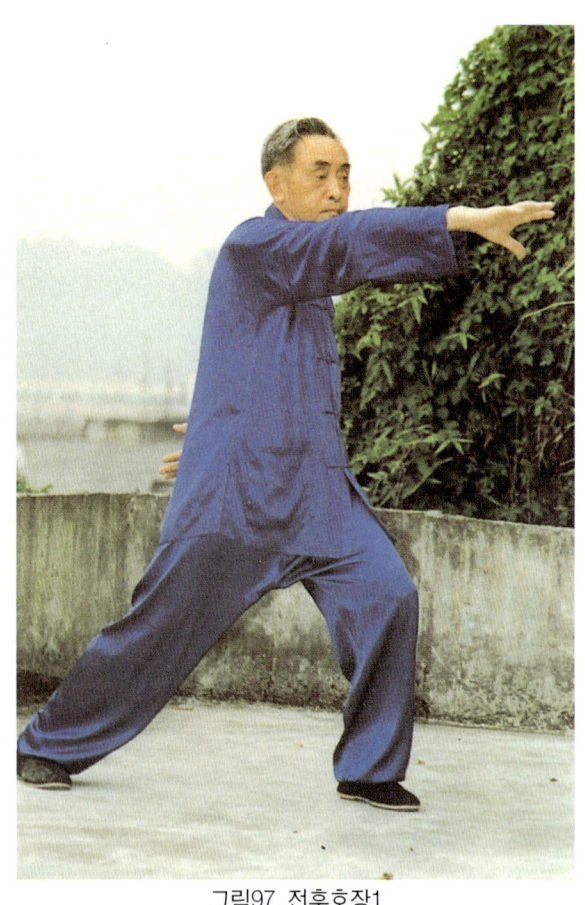

그림97. 전후호장1

- 왼손은 손바닥을 위로 해서 왼쪽 옆구리 아래에 가로로 놓는다.
- 중심은 오른발로 옮겨 둔다.
- 우실좌허(右實左虛)의 후좌보(後坐步)를 취한다.
- 눈은 뒤로 돌려 오른손을 본다.(그림97, 98)

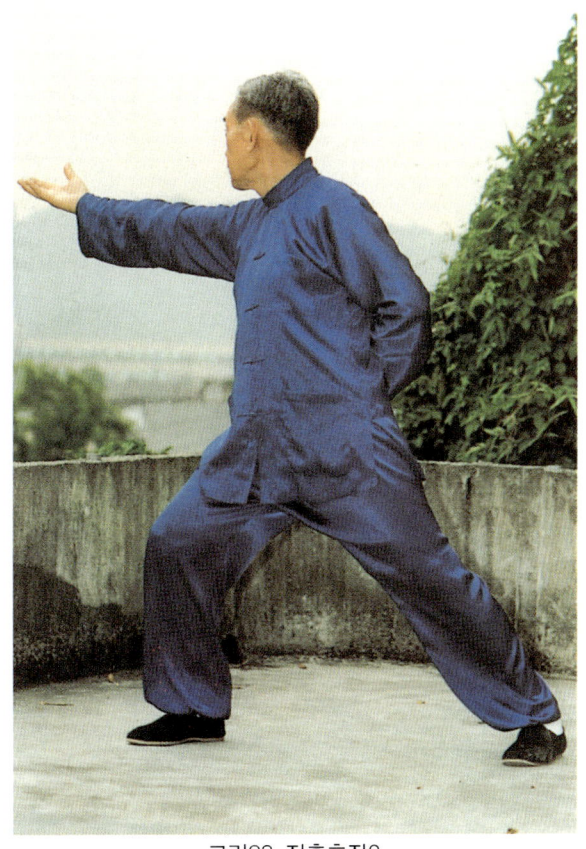

그림98. 전후호장2

## 17. 백학비상(白鶴飛翔) : 백학이 비상하다(날다).

- (앞 자세에 이어서) 상체를 좌로 돌리며 오른손은 동작에 따라 거두어들여 오른쪽 옆구리 밑에 놓는다.
- 중심은 앞으로 이동하고 왼쪽 다리는 무릎을 굽혀 힘을 실어둔다.
- 좌전실우후허(左前實右後虛)의 궁보식(弓步式)을 취한다.
- 동시에 두 손은 허리와 다리 힘으로 동작을 따라 먼저 앞쪽으로 손바닥을 뒤집으면서 앞으로 실어 보낸다.

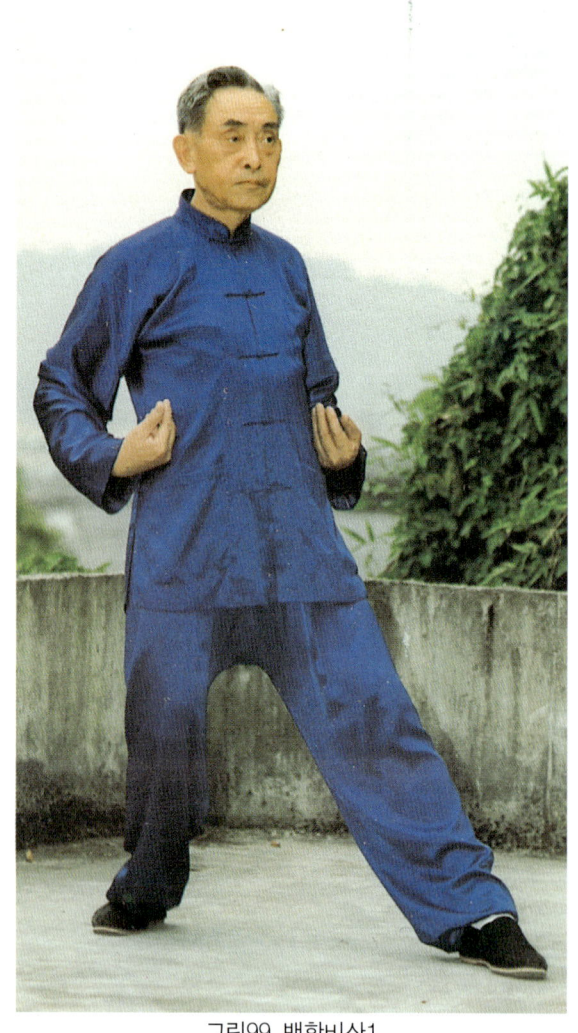

그림99. 백학비상1

- 다시 몸을 따라 뒤에 중심을 두는(後坐式) 동작에 따라 두 손을 좌우로 나누어 뒤쪽으로 돌린 다음 다시 움켜잡듯 하여 양 옆구리 밑에 놓는다.
- 다시 앞 동작처럼 손바닥을 뒤집으면서 앞으로 내 뻗어 준다.(중복해서 3~5번 해도 된다.)
(그림99, 100)

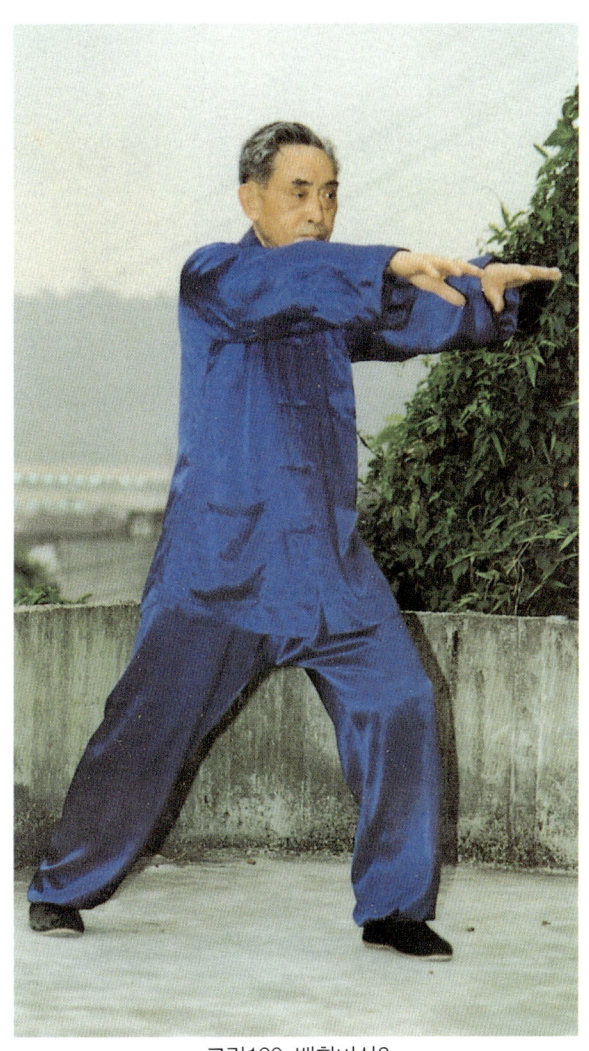

그림100. 백학비상2

## 제7절 단봉조양(丹鳳朝陽) : 봉황이 해를 바라보다.

　자세의 모양과 의미 및 효과는 앞의 우식단봉조양(右式丹鳳朝陽)과 동일하다.

### 자세동작

1. **원비좌거(猿臂左擧)** : 원숭이가 팔을 왼쪽으로 들다.
- (앞 자세에 이어서) 양 손을 자연스럽게 내린 후 양쪽 허리와 사타구니 힘으로 좌상방으로 비스듬히 팔을 들어올린다.
- 이때 손가락을 펴서 바깥으로 펼치고 손바닥은 바깥쪽을 향하게 한다.
- 왼쪽 다리는 동시에 사선 방향으로 선다. 왼쪽 다리는 앞에, 오른쪽 다리는 뒤에 두는 직립장보식(直立樁步式) 자세를 취한다.
- 머리는 약간 들고 시선은 양 손에 둔다.(그림101)

2. **호조하좌(虎抓下坐)** : 호랑이 발톱으로 집어 아래로 앉다.
- (앞 자세에 이어서) 몸을 아래로 내리면서 오른쪽 다리는 무릎을 굽혀 중심이 뒤에 가도록 앉는다.

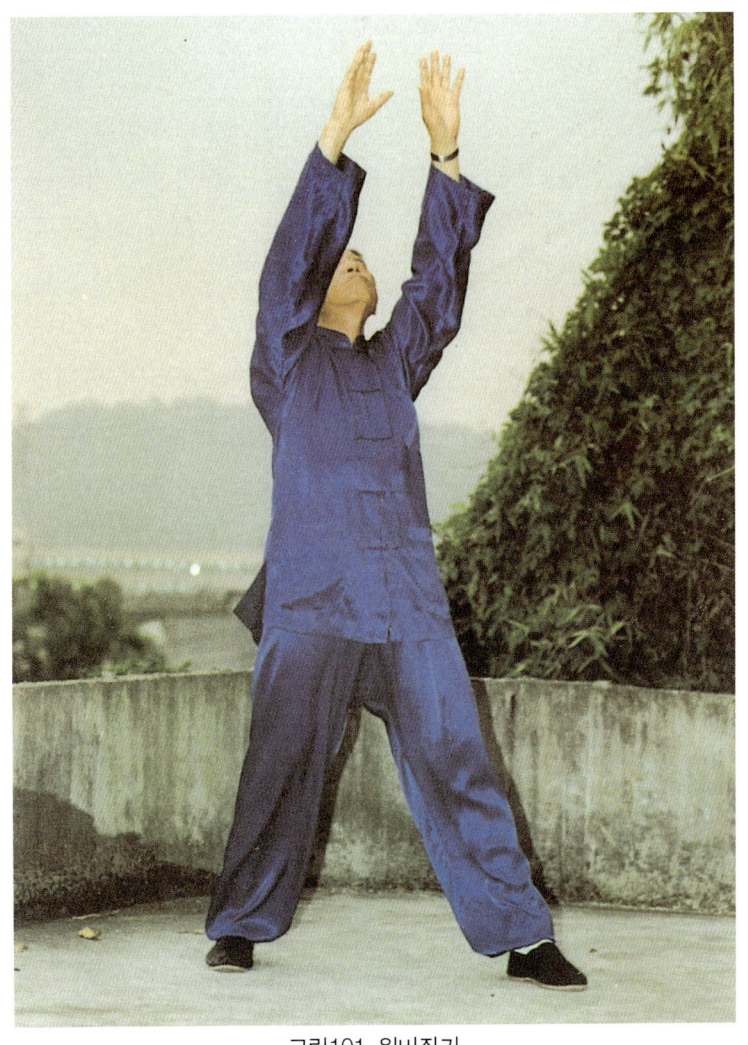

그림101. 원비좌거

- 왼쪽 다리는 사선 방향으로 뻗어 우실좌허(右實左虛)의 부보식(仆步式) 자세를 취한다.
- 동시에 양 손바닥은 손가락을 오므려 호랑이 발톱처럼 세우고 동작의 이동에 따라 손바닥을 위로 향하게 하고 호랑이가 발톱으로 잡아오듯이 가슴 앞까지 이르도록 끌어내린다.
- 시선은 양 손에 둔다.

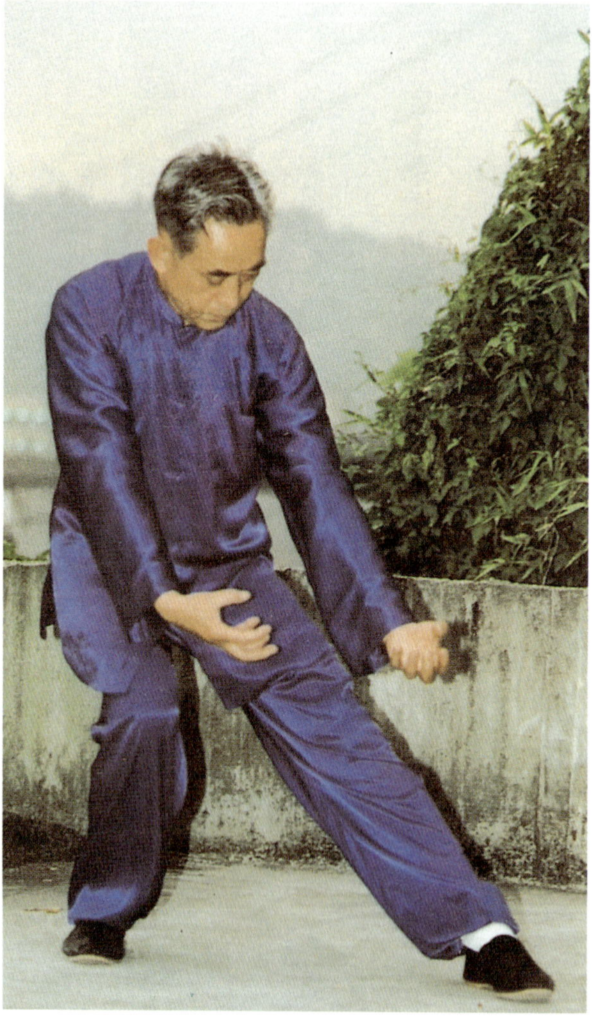

그림102. 호조하좌

3. 학전우시(鶴展右翅) : 학이 오른쪽 날개를 펼치다.

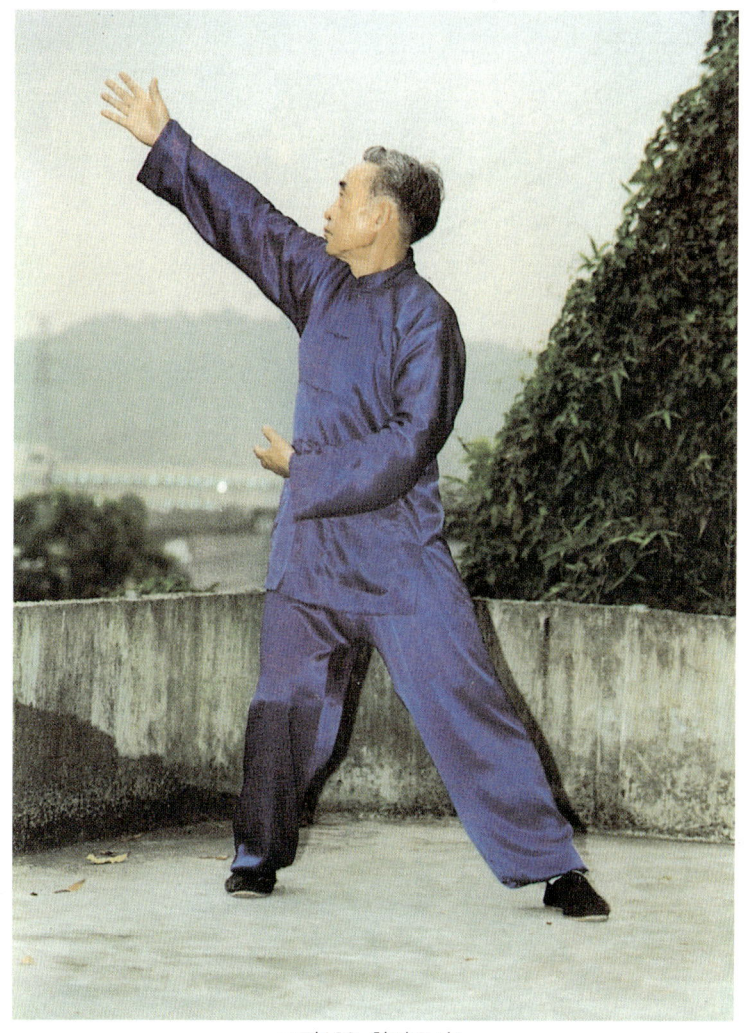

그림103. 학전우시1

- (앞 자세에 이어서) 몸을 오른쪽으로 내렸다가 몸을 일으키면서 좌측 방향으로 돌려서 좌전우후(左前右後)의 직립장보식(直立樁步式) 자세를 취한다.
- 오른손은 동작의 흐름을 따라서 우하방에서 비스듬하게 우상방을 경유해서 비스듬히 좌상방으로 옮기며 곧게 뻗는다.
- 왼손은 손바닥이 위로 가게 하여 왼쪽 옆구리에 둔다.
- 시선은 오른손에 둔다.(그림103, 104)

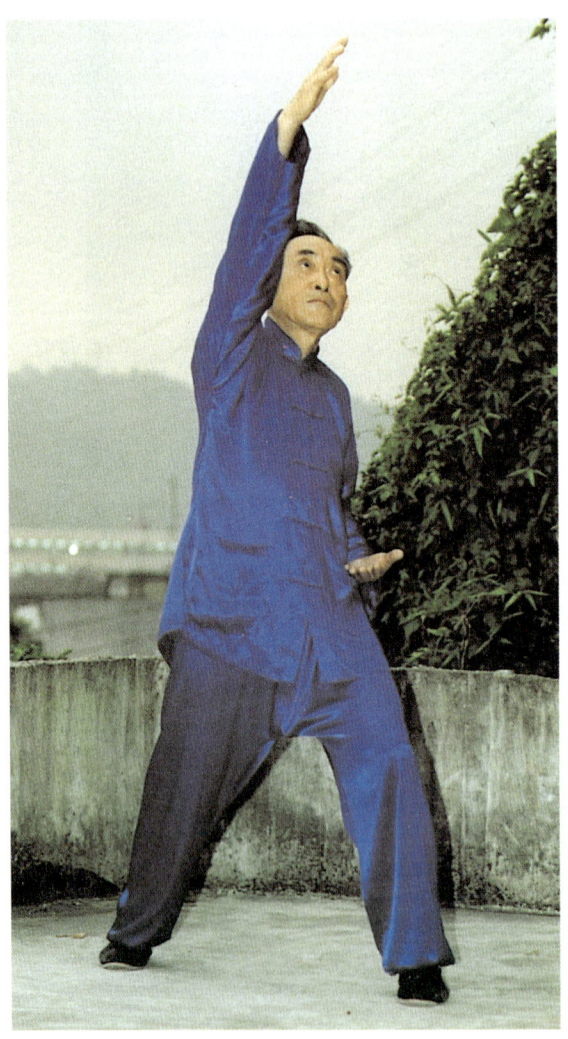

그림104. 학전우시2

## 4. 우운웅경(右運熊經) : 곰이 오른쪽으로 중심을 이동하다.

- (앞 동작에 이어서) 오른쪽 다리는 무릎을 굽히면서 실하게 버텨 준다.
- 상체를 오른쪽으로 돌리고 중심은 오른쪽 다리에 두는 우전좌후(右前左後)의 궁보식(弓步式)을 취한다.
- 동시에 오른손은 자세의 움직임에 따라 팔꿈치를 구부려 아래로 내리면서 오른쪽으로 돈다.
- 왼손과 함께 껴안듯이 오른쪽 옆구리 아래에서 합한다.
- 시선은 오른쪽 팔꿈치에 둔다.(그림105)

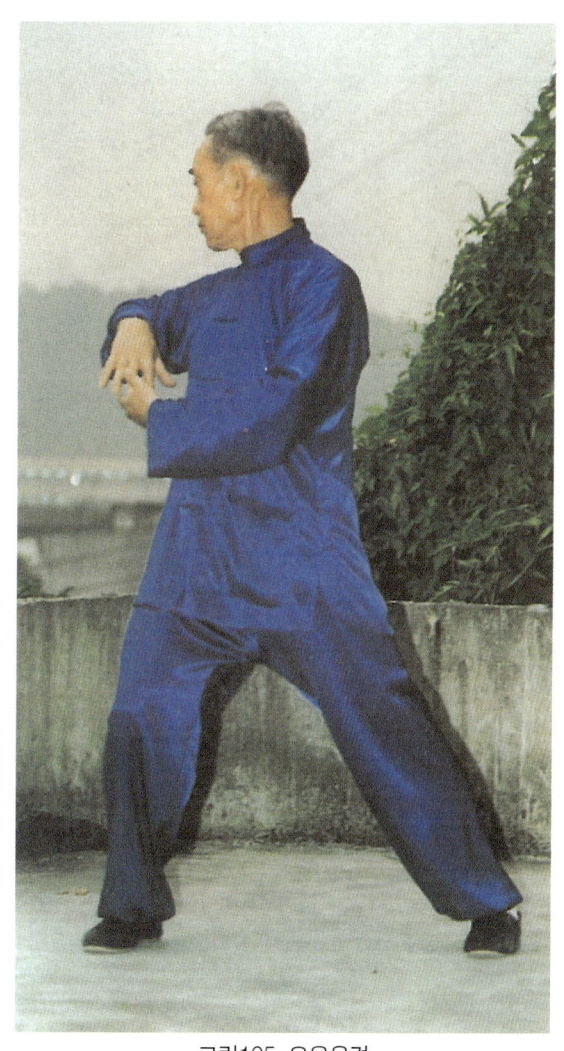

그림105. 우운웅경

5. **좌유녹경(左揉鹿頸)** : 사슴이 목을 왼쪽으로 휘게 하다.

- (앞 자세에 이어서) 오른쪽 사타구니를 아래로 내리면서 무릎을 굽히고 몸을 비스듬히 아래로 숙인다.
- 왼쪽을 향해 돌면서 허리를 뒤집고 몸을 돌리면서 목은 뒤로 쳐다본다. 중심은 왼쪽 다리로 옮긴다.
- 동시에 양 손은 팔꿈치를 굽히고 내려 손가락을 펴 몸을 숙였다가 허리를 돌려 일어나는 동작에 맞춰서 오른쪽 무릎 바깥쪽에서 왼쪽 아래를 지나 왼쪽을 향해 돌아가다가 왼쪽 무릎 바깥에 이르면 어깨에 힘을 빼고 팔꿈치를 내려 손바닥을 마주댄 후

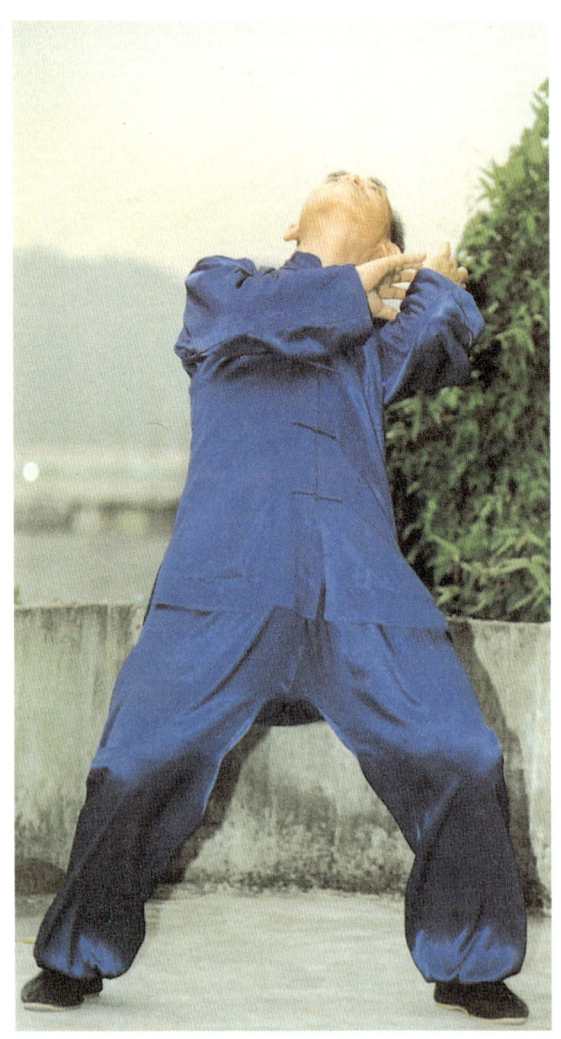

그림106. 좌유녹경1

위쪽으로 뒤집어 왼쪽 귀 옆에 둔다.
- 머리는 좌후방으로 약간 쳐들고 시선은 왼손에 둔다.
- 상체는 계속 뒤로 향해 쳐다보면서 오른쪽으로 선회한 후 아래로 내려오도록 하는데 중심을 오른쪽 다리로 옮긴다.
- 동시에 양 손은 동작의 흐름을 따라 오른발까지 내린다.
- 이때 손바닥은 위로 향하게 하고 양 손의 중지가 서로 맞닿게 한다.
- 몸에 힘을 뺀다.
(그림106, 107)

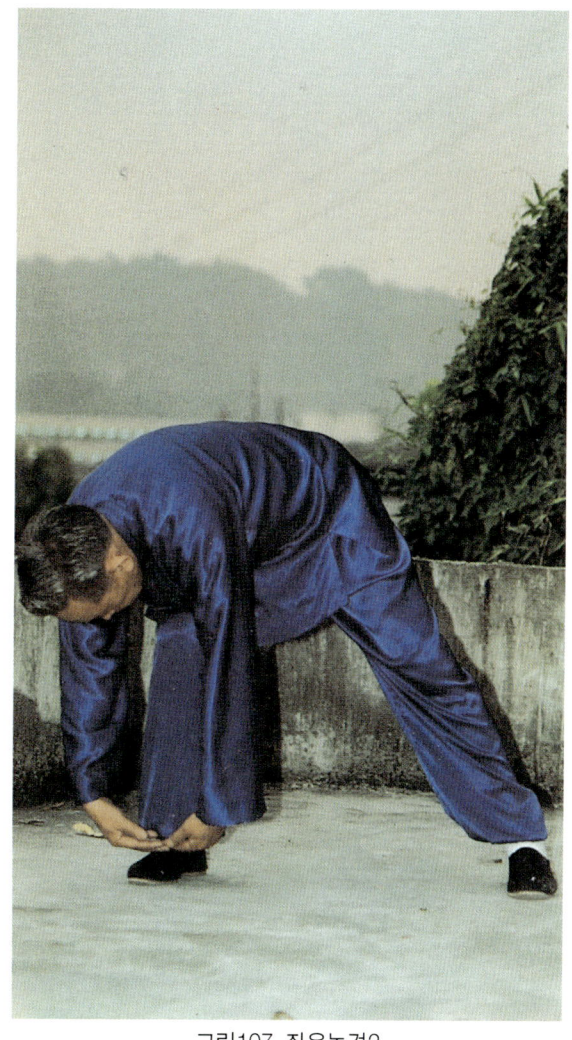

그림107. 좌유녹경2

## 6. 원비좌거(猿臂左擧) : 원숭이가 팔을 왼쪽으로 들다.

- (앞 동작에 이어서) 몸을 왼쪽으로 돌리면서 몸을 일으켜 바로 선다. 이때 자세는 좌전우후(左前右後)의 직립장보식(直立椿步式) 자세를 취한다.
- 동시에 양 팔은 동작의 흐름에 따라 우후방에서 좌상방을 향해서 곧게 펴 준다.
- 엄지손가락은 서로 적합하게 마주하고 손바닥은 바깥을 향하게 한다.
- 머리는 약간 들고 시선은 양 손에 둔다.(그림108)

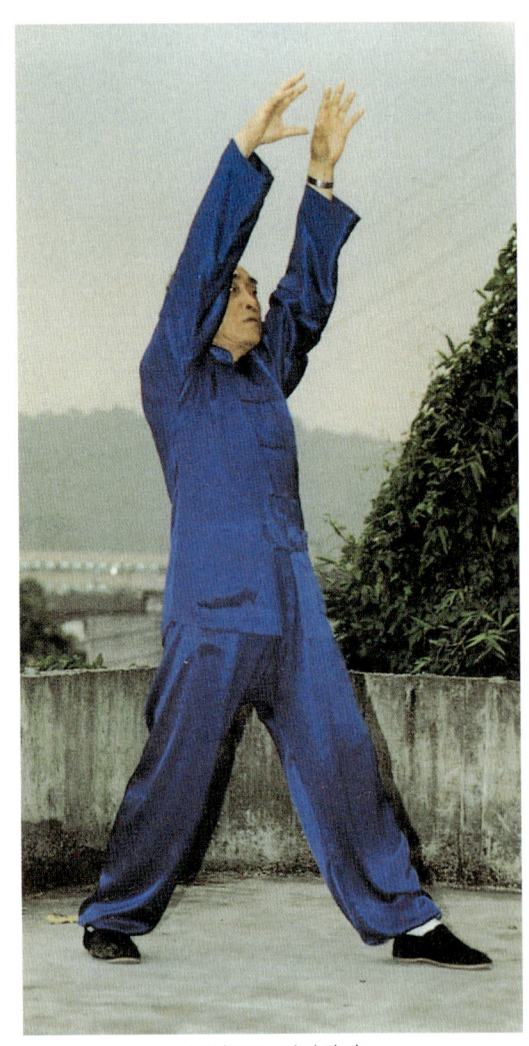

그림108. 원비좌거

## 7. 호조하좌(虎抓下坐) : 호랑이 발톱으로 집어 아래로 앉다.

- (앞 자세에 이어서) 오른쪽 다리는 무릎을 굽히면서 상체를 아래로 내린다.
- 오른쪽 다리에 실제로 힘을 실어 무게를 실어 주고 왼쪽 다리는 비스듬히 뻗는다.
- 동시에 양 손은 무릎을 굽히고 호랑이 발톱을 만들어 동작의 흐름에 따라 아래로 움켜잡는 자세로 끌어 내려와 가슴 앞에까지 오도록 한다.
- 눈은 양 손을 본다.
  (그림109)

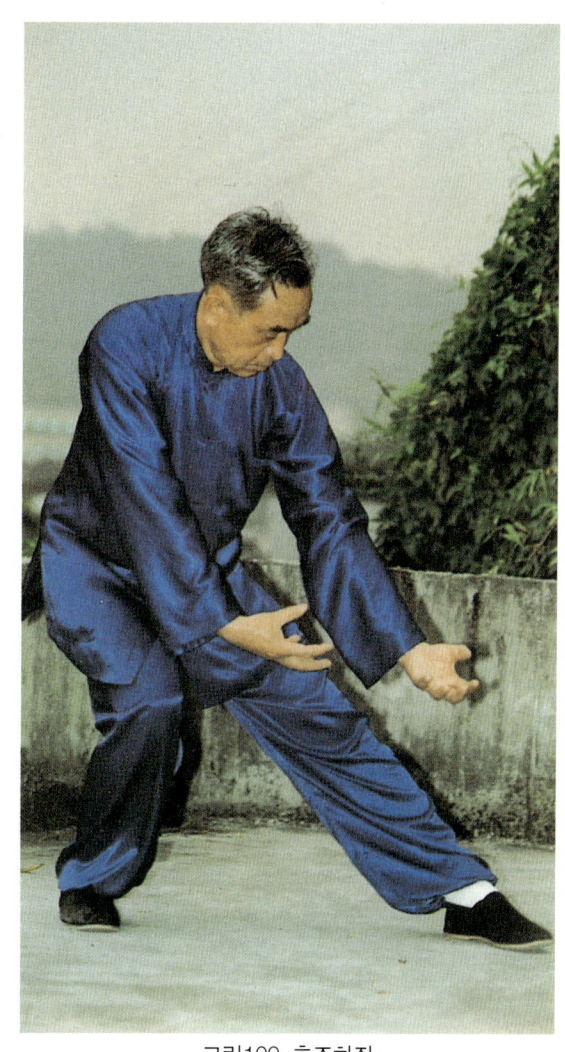

그림109. 호조하좌

## 8. 원비우거(猿臂右擧) : 원숭이가 팔을 오른쪽으로 들다.

- (앞 자세에 이어서) 양쪽 발끝을 오른쪽을 향해 옮기고 몸은 동작을 따라 오른쪽으로 돌린 다음, 위로 몸을 일으켜 우전좌후(右前左後)의 직립장보(直立樁步)를 취한다.
- 이와 동시에 양 손은 손바닥을 뒤집어 오른팔이 앞에, 왼팔이 뒤로 간 상태로 우측 전상방으로 팔을 뻗어 곧게 편다.
- 시선은 오른손에 둔다. (그림110)

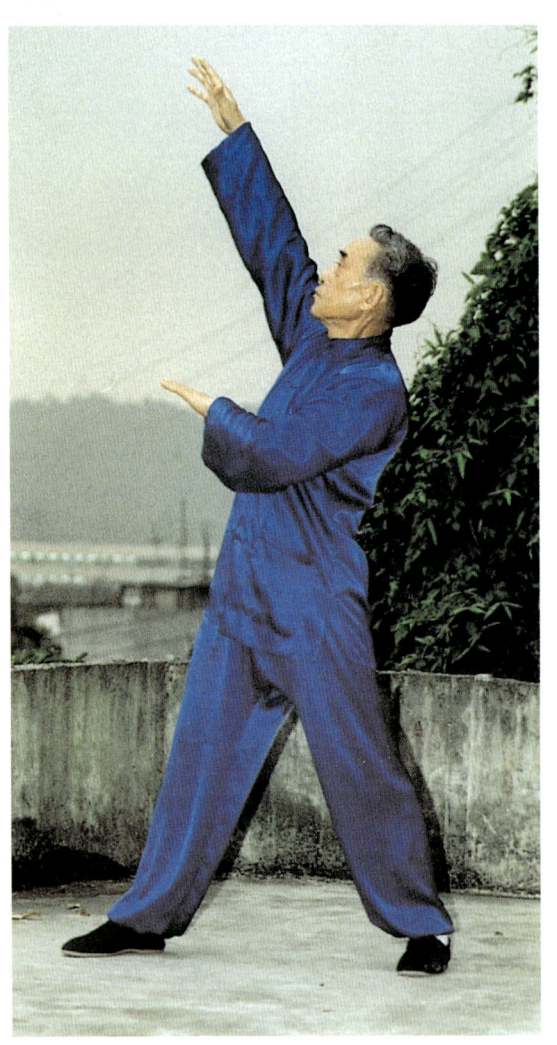

그림110. 원비우거

## 9. 전신수세(轉身收勢) : 몸을 돌려 자세를 거두어들이다.

- (앞 자세에 이어서) 왼쪽 다리는 무릎을 굽히며 앉아 준 다음 오른쪽 다리는 방향을 바꾸어 안쪽으로 이동한다.
- 양쪽 발끝은 앞을 향해 나란히 놓아서 '내 천(川)' 자(字)가 되게 선다. 동시에 상체를 아래로 굽히면서 왼쪽으로 돈다.
- 허리와 사타구니 힘으로 몸을 굽힌 채로 위로 일으켜 미려에서 목까지 척추 관절을 따라 곧추 세우면서 쭉 올라와 두경(頭頸) 부위에 이르러 직립한 후에 전신에 힘을 뺀다.

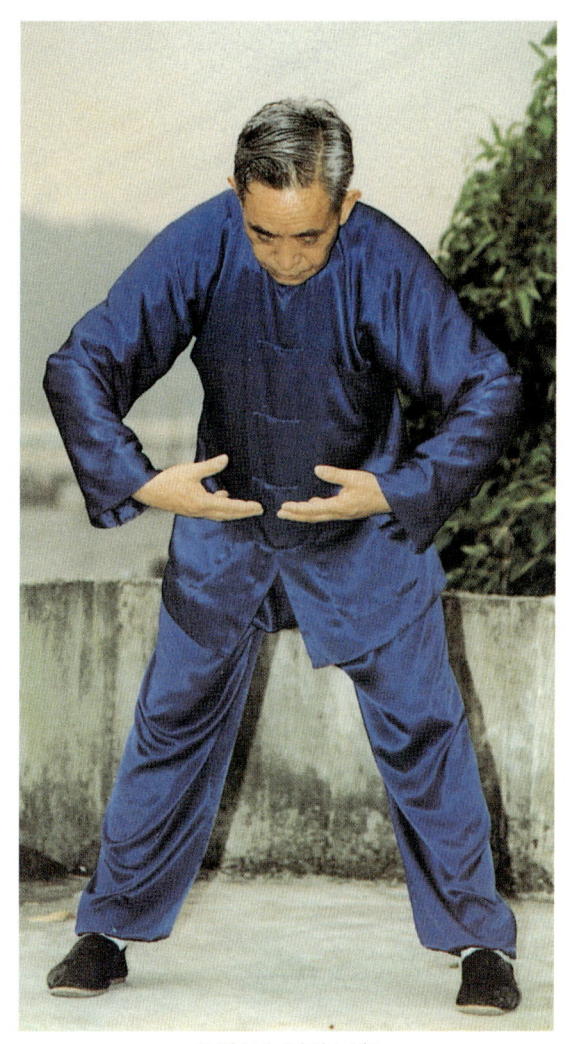

그림111. 전신수세1

- 동시에 양 손은 몸의 동작에 따라 아래로 엎드리다가 왼쪽으로 튼다.
- 다섯 손가락은 서로 맞닿게 하여 가슴 앞까지 올린다. 곧이어 손을 뒤집어 아래로 서서히 내려 양 사타구니 바깥쪽에 내려놓는다.
- 눈은 앞을 보고 마음은 고요히 하며 정신을 집중하고 기를 평화롭게 한다.
- 세차례 조식(調息)한다.(그림111, 112)

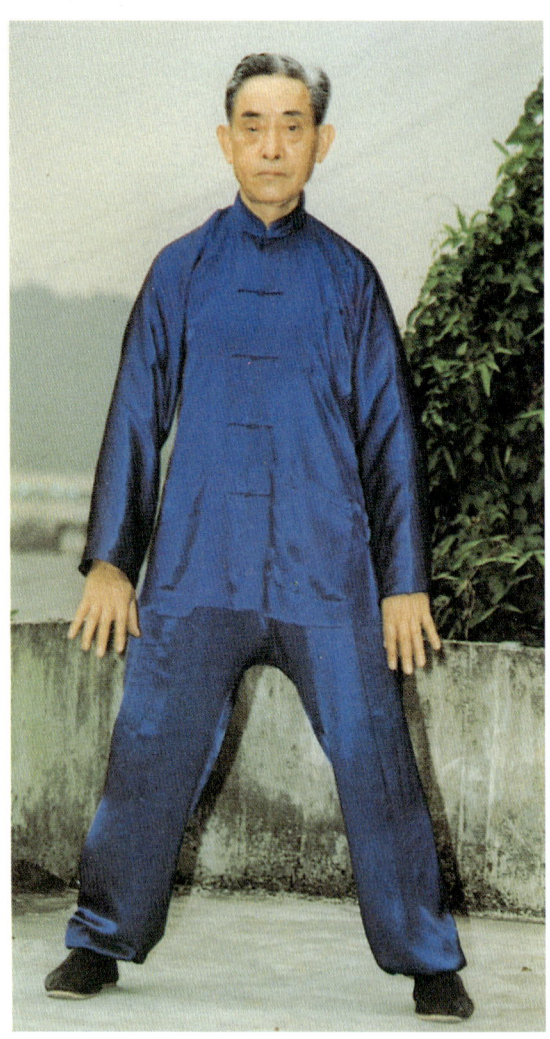

그림112. 전신수세2

# 제8절 수공(收功)

주: 수공은 수련 중에 길러진 내기를 귀원(歸元)으로 유도하는 일종의 수련법이다. 만약 수공을 하지 않으면 전신을 주류하는 원기가 즉시 귀원할 수 없으므로 효과가 반감하게 된다.

## 1. 선유녹경(旋揉鹿頸):
**사슴이 목을 돌리며 휘게 하다.**

- (앞 자세에 이어서) 머리와 목 관절을 이완시켜 자연스럽게 하고, 먼저 왼쪽으로부터 앞을 지나 오른쪽으로 돌리고 왼쪽으로 36번 목을 돌려 준다.
- 다시 오른쪽으로부터 앞을 지나 왼쪽으로 돌리고, 뒤로 하늘을 쳐다보면서 오른쪽으로 돌려 주기를 24번 한다.
- 동시에 혀는 입안의 상하 잇몸을 따라서 목과 상반된 방향으로 돌린다. 두 눈은 뜨고 동작의 흐름에 따

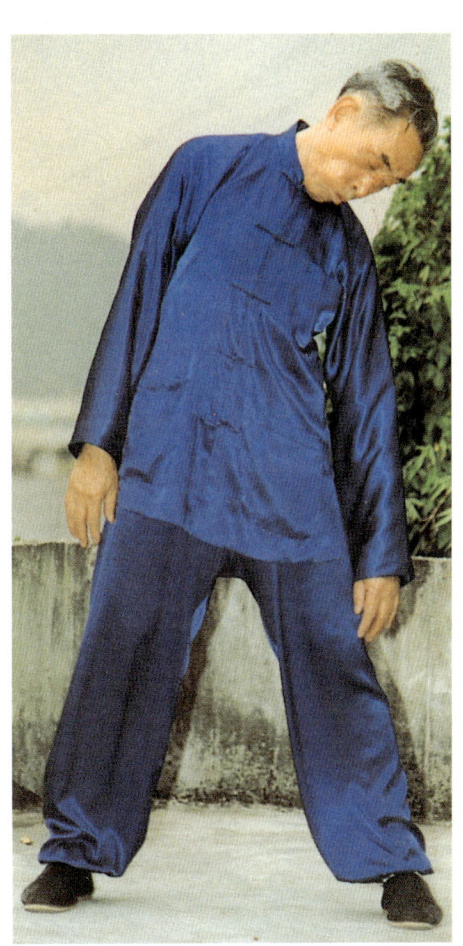

그림113. 선유녹경1

라 함께 움직인다.(그림113, 114)

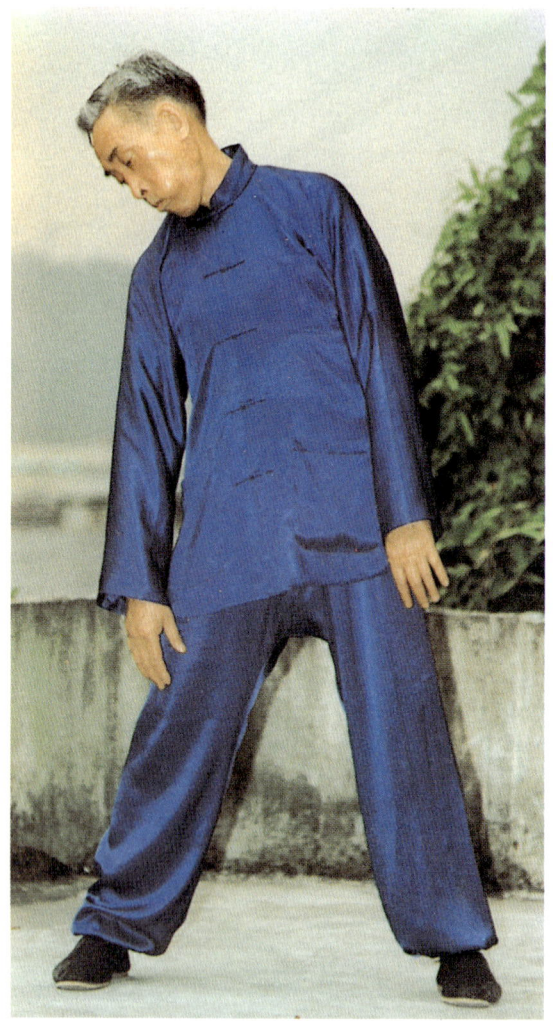

그림114. 선유녹경2

## 2. 웅황치고(熊晃鴟顧) : 곰이 몸을 흔들고 올빼미가 뒤돌아보다.

(앞 자세에 이어서)

(1) • 중심은 오른쪽 다리에 두고 상체는 왼쪽으로 비틀어 돌려 주면서 머리 부위는 몸을 따라서 왼쪽 뒤로 기울여서 돌려 준다.
- 두 눈은 뜨고 뒤를 바라보는데 오른쪽 눈은 오른쪽 발꿈치를 주시한다.
- 혀끝은 오른쪽 뺨 안쪽을 세게 밀어 주고 동시에 두 손은 팔을 곧게 펴서 오른쪽으로 흔들면서 움직인다.
- 오른손등은 돌려서 사타구니 위쪽인 좌후방을 때린다.
- 왼손은 오른쪽 소복 아래쪽을 때린다.

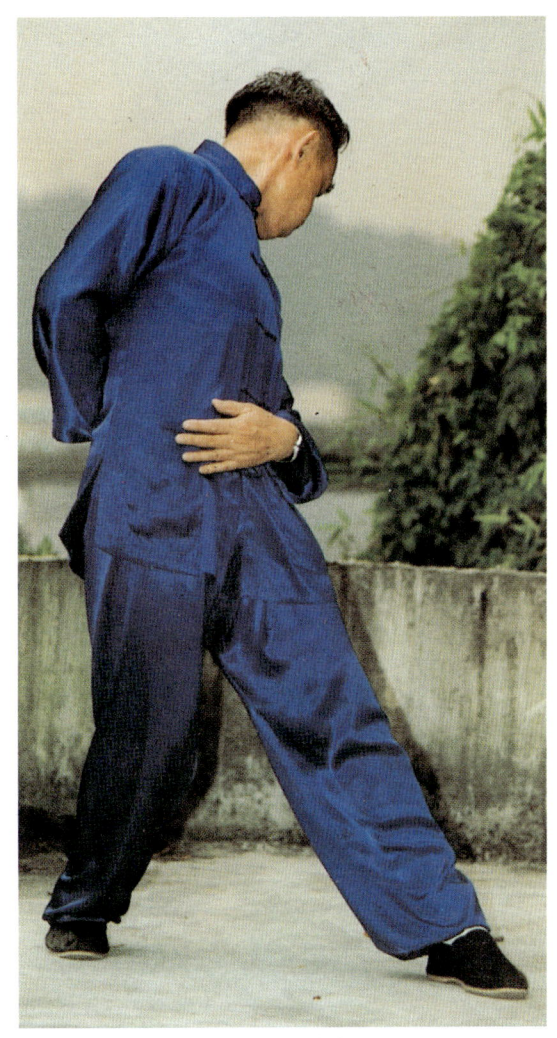

그림115. 웅황치고1

(2) • 중심은 왼쪽 다리에 맡기고 상체를 오른쪽으로 비틀면서 돌리고 머리 부위는 동작을 따라 우후방으로 기울이며 뒤를 돌아보고 왼쪽 눈은 왼쪽 발꿈치 뒤를 본다.

- 혀끝은 왼쪽 뺨 안쪽을 세게 밀어 준다. 동시에 두 손은 팔을 폈다가 왼쪽으로 흔들어서 움직인다. 왼손등은 꺾어 사타구니 위의 우후방을 때린다. 오른손은 손바닥으로 왼쪽 소복 아래쪽을 때린다. 이상의 두 동작을 교대로 한다.
- 힘의 기점은 미려에 둔다.
- 이와 같이 각각 한 방향마다 12번씩 흔들어 때린 다음 몸을 바로 한다. 사지는 편안히 풀고 눈은 앞을 본다.

(그림115, 116)

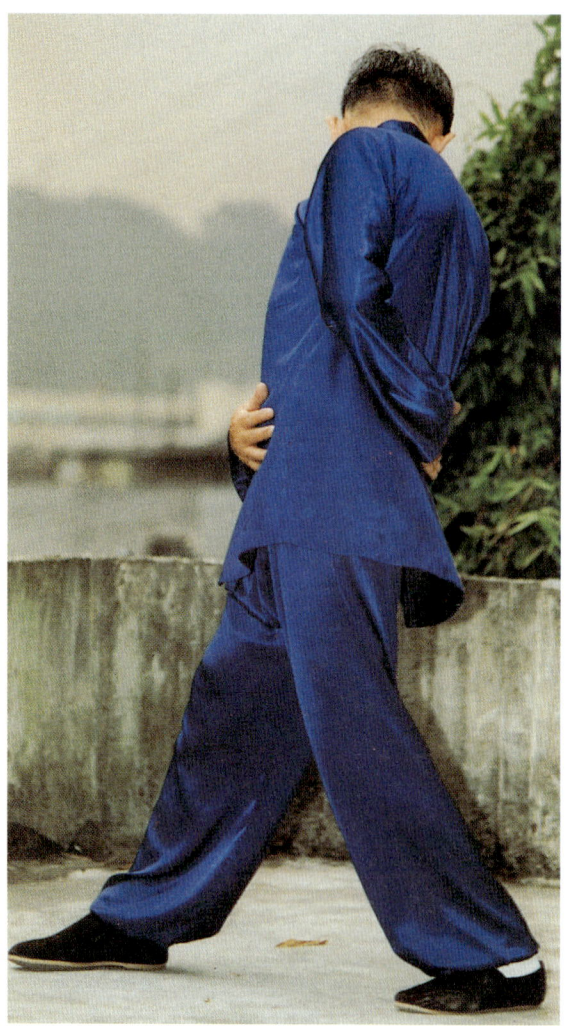

그림116. 웅황치고2

## 3. 선호배월(仙狐拜月) : 신령한 여우가 달을 보고 절하다.

- (앞 자세에 이어서) 항문을 들어주고 어깨를 올리고 소복을 거두어 준다.
- 혀끝은 반대로 아래 잇몸 안쪽에 붙인다. 곧이어 바로 상체를 아래로 구부려 양 손으로 무릎을 덮어 주고 계속 무릎을 구부리며 웅크리고 앉는다.
- 머리는 약간 위를 본다. 이어서 허리와 사타구니 힘으로 몸을 일으키고 등을 구부린 채로 척추 한 마디 한 마디를 따라 차례로 상승시킨다.
- 대추혈(大椎穴)에 이르러 머리를 들고 가슴을 펴며 입을 벌린다.
- 동시에 혀끝은 아래에서 위로 거슬러 올라가 위잇몸과 위턱을 거쳐 거꾸로 말아 혀뿌리까지 닿게 한다.

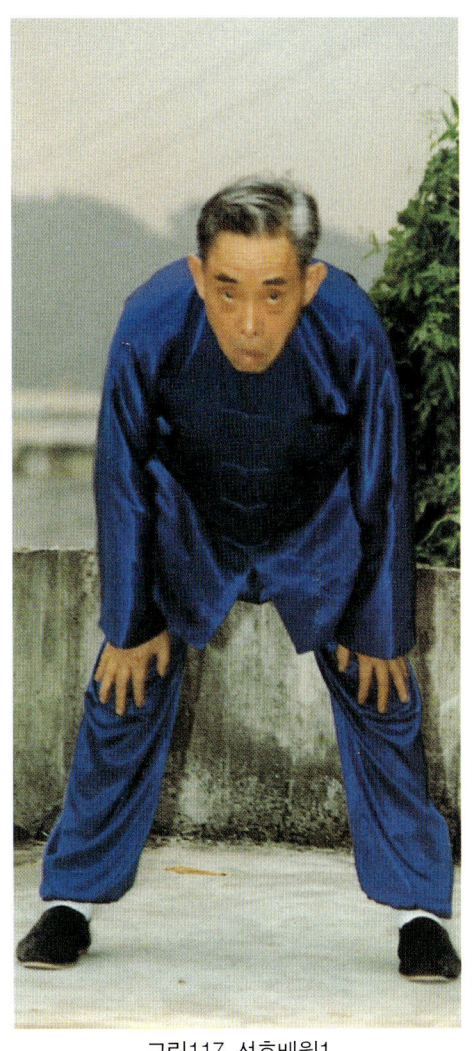

그림117. 선호배월1

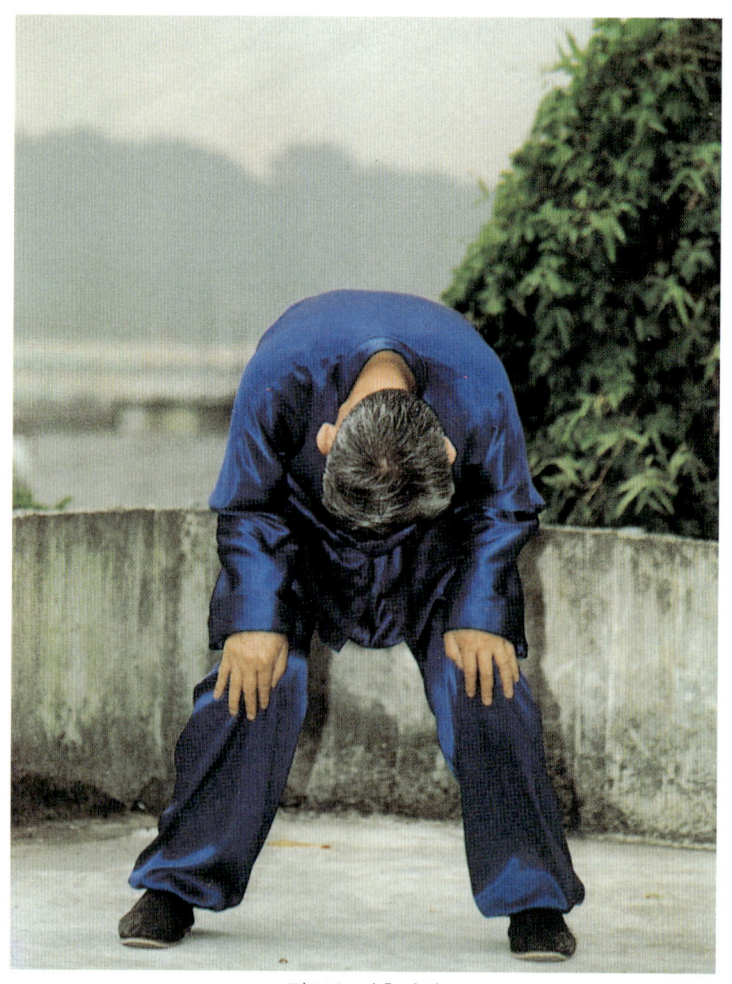

그림118. 선호배월2

- 다시 입을 다물고 입안의 공기를 한숨 크게 삼키고 식도를 따라 아래로 삼켜 위에 이르르면 의식으로 단전까지 끌어내린다.

- 잠시 멈춘 후 사지 전부를 이완시키며 아래로 푹 가라앉히는 자세를 취한다. 동시에 어깨를 내리고 목을 떨어뜨린다.

- 머리는 앞으로 구부리며 눈은 소복을 바라본다.

- 목 뒤쪽의 두 개의 큰 힘줄은 당기도록 한다.

- 두 손은 팔을 돌려 뒤로 뻗어 준다. 그런 후에 몸을 바르게 하고 예비공 첫 번째 동작으로 돌아간다.(그림117, 118, 119, 120, 121)

※ 이것은 소주천을 위한 도인법이다. 단일 기공 수련법으로도 연습할 수 있다. 수련시 연속으로 3, 5, 7, 9차로 회수를 정할 수 있다.

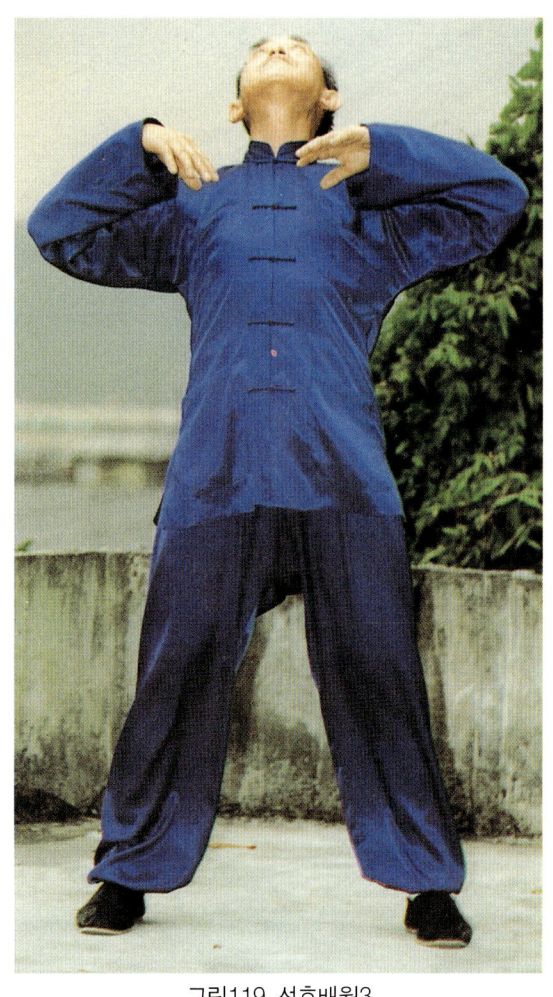

그림119. 선호배월3

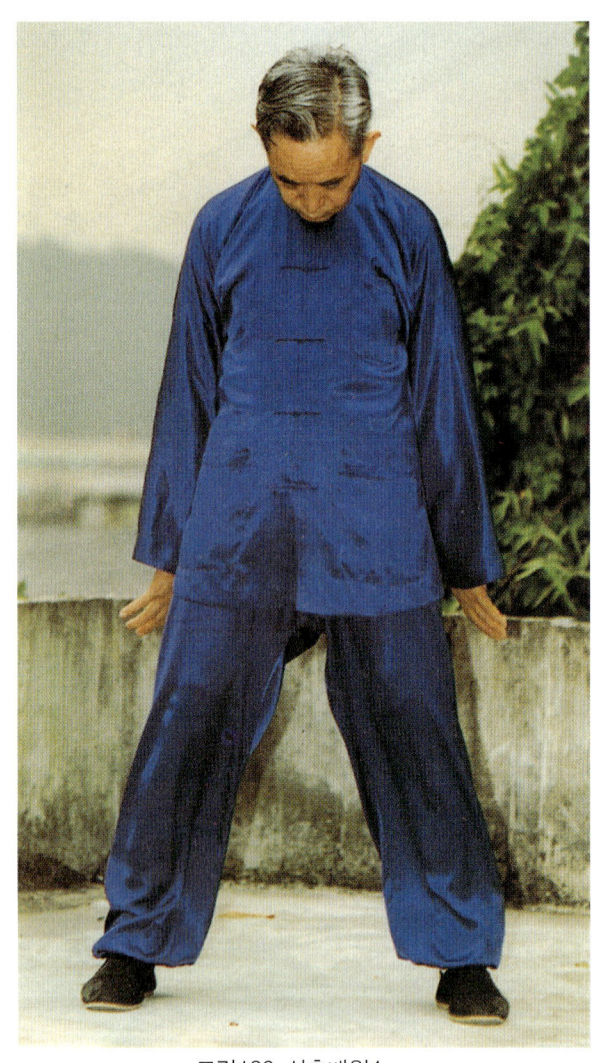

그림120. 선호배월4

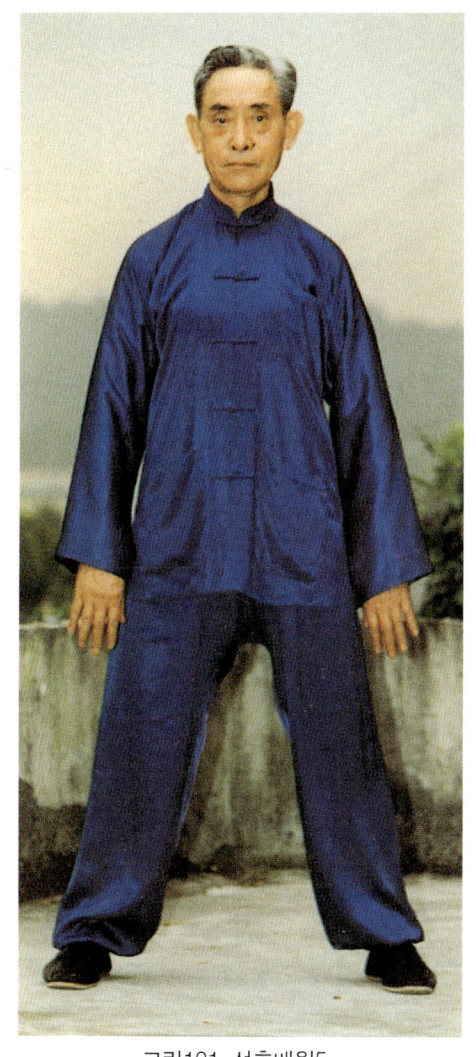

그림121. 선호배월5

# 후 기

'우리는 갈 때마다 망설이고 올 때마다 기뻐하였다.'

우리가 대만에서 「오금희」를 배울 때의 마음을 이렇게 표현해 보았습니다.

고달픈 유학 생활, 낮밤을 거꾸로 사는 사람들이라 정신이 맑아지고 이제 뭔가 슬슬 할 일을 찾아나서야 하는 시간이 되면 그때는 어김없이 저녁 때였고, 「오금희」 수련 시간이 다가오는 것입니다. 포기할까, 오늘만 빼먹을까, 고민할 수밖에 없는 그 시간이 어김없이 다가온 것입니다. '가고 오는 데 수련 시간까지 합치면 몇 시간의 시간이 날아가는데……' 하는 마음으로 망설이다가는 다시 '그래도 가야지!' 하곤 갔다가 돌아올 때면 조금씩 조금씩 배워오는 「오금희」의 묘미에 기뻐 "역시 오길 잘했다"고 하며 웃곤 하였습니다.

흔히 예기치 않은 일이나 만남을 우리는 '인연'이라고 설명하곤 하는데 우리가 「오금희」를 만난 것은 정말로 인연이라고 할 수 있을 듯합니다. 우연히 소개받은 「오금희」가 비용이 너무 비싸 포기했다가, 아무리 생각해도 또 꼭 배우고 싶어 몸살을 앓다가 드디어 배우게 되어 기뻐하던 일, 대만의 뜨거운 아열대 햇빛을 피해 그늘을 찾아다니며 복습하던 일, 수련하던 중 우연히 바라본 팔뚝에 주렁주렁 달려(?) 있던 모기들, 수련당 주위에 늘 찾아와 울던 방울뱀 소리, 「오금희」를 배우고 돌아오는 길에 먹던 맛있는 산동만두, 그리고 타이뻬이 야시장을 거닐던 추억 등도 모두 「오금희」로 인해 얻은 것입니다. 생각해 보면 '인연'이란 말로 표현할 수밖에 없는 것들입니다. 마냥 좋아서 배우고 익혔고, 주위에 조금씩 가르쳐 주면서 「오금희」가 조금 더 색다른 의미로 다가왔습니다.

오랜만에 찾은 사부님은 우리를 예전처럼 환대해 주셨고, 제멋대로 변형시키지도, 더 보태거나 빼지도 않고 그냥 그대로 우직하게 「오금희」를 지켜온 우리들을 격려해 주셨습니다. 그리고 사형들과 협의 끝에 화타문하의 79대 전수자로 받아주었습니다. 이제 한국에 올바른 「오금희」를 보급하는 데 총책임을 맡게 되었다는 것을 알려주신 것입니다. 그리고 동학들에게 도움이 되었으면 하는 마음에 내친김에 책도 번역해 보기로 했습니다.

어떤 인연으로 만난 「오금희」인지 저희들에게 맡겨진 책임의 무게를 전부 헤아리고 있지는 못하지만, 그동안 늘 고마워했던 「오금희」와 사부님께 감사드리기 위해서 성실히 그 책임을 다하여 올바른 「오금희」 보급을 실행해 보겠습니다.

기회가 있다면 저희들이 느낀 「오금희」의 묘미와 깜짝깜짝 놀랄 만큼 신비한 효능들을 조금씩 나눠 갖기를 기대합니다.

끝으로 늘 과분하게 아껴주시고 번역은 물론, 한국지회 설립의 전권을 맡겨주시며 「화타오금희」 정신 앙양을 부탁하며 격려해 주신 사부님께 감사드립니다.

옮긴이<br>
김성기 · 박윤선

## 화타오금희 한국본부 지도자

❋ 지도자
- 서울지역 : 권이신, 이호준, 강명순, 양중섭, 황인철, 김선호, 박 설, 박재성, 송관규, 유성열, 윤태영, 이수연, 이옥희, 이재홍, 이진원, 정해진, 차옥순
- 부산지역 : 박상현
- 대구지역 : 류택윤
- 광주지역 : 김희원
- 대전지역 : 김일선
- 경기지역 : 정환락, 박석진, 박은영, 황영호
- 강원지역 : 이선구
- 전라남도 : 정천영, 노선미
- 제주지역 : 정용석

❋ 국민건강화타오금희 강사
- 서울지역 : 박선우, 안인전, 임영희, 임희나

❋ 문 의
- 한국본부 : (02) 313-8555 / 010-9285-1646
- E-mail : htogh@naver.com
- 공식 홈페이지 : www.ogeumhee.com / • 검색어 : 화타오금희

❋ SNS
- 네이버 블로그 : https://blog.naver.com/htogh
- 네이버 카페 : https://cafe.naver.com/htogh
- 페이스북 : https://www.facebook.com/htogh

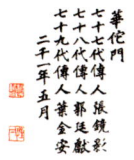

화타오금희 한국본부(화타문 굉도원 한국분원)

## 화타오금희 한국본부 교육과정

| 과 정 | | 내 용 | 자 격 | 기 간 |
|---|---|---|---|---|
| 화타오금희 | 초급 | 체계적인 전 동작 학습 | 신입회원 일반 수련자 | 약 7개월 |
| | 중급 | 심화과정 | 초 급 수료자 | 약 5개월 |
| | 지도자반 | 전문 연구와 지도 교수법 | 중 급 수료자 | 약 8개월 |
| 국민건강 화타오금희 | 일반 | 보급형 핵심동작 | 신입회원 | 약 3개월 |
| | 강사반 | 실기와 이론 | 중 급 수료자 | 약 3개월 |

※ 화타오금희 한국본부에서 교육 및 전수하는 고유한 동작체계는 **지적재산권에 의해 보호**받고 있습니다.